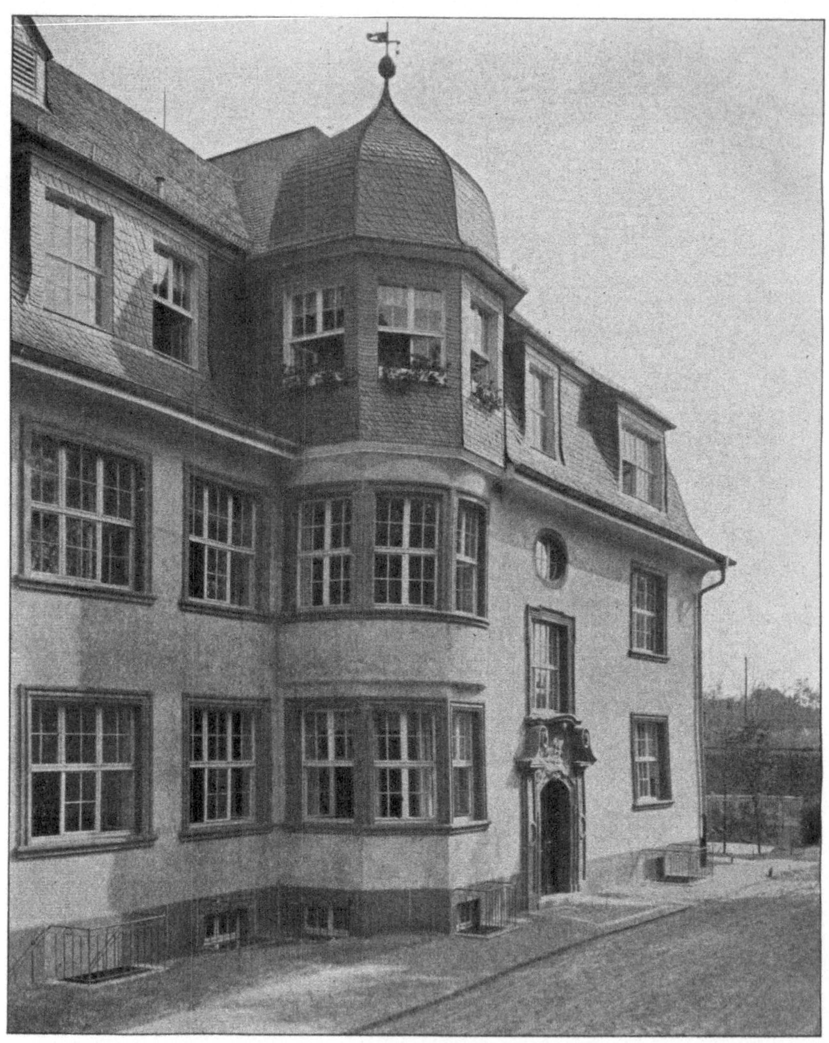

Anniestiftung.

Klinische Beobachtungen und Erfahrungen aus der Kinderklinik (Anniestiftung) in Frankfurt a. M.

Von

H. v. Mettenheimer
F. Götzky und **F. Weihe**

Mit 12 Abbildungen im Text und auf einer Tafel

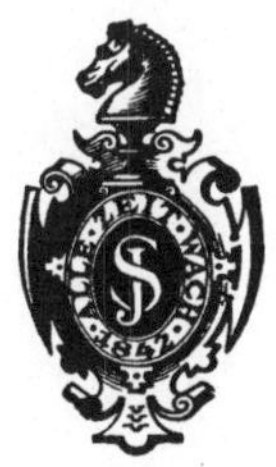

Springer-Verlag Berlin Heidelberg GmbH
1914

ISBN 978-3-662-23445-7   ISBN 978-3-662-25499-8 (eBook)
DOI 10.1007/978-3-662-25499-8

Vorwort.

Die folgenden klinischen Beobachtungen sollen einen kurzen Überblick über unsere Tätigkeit innerhalb der letzten 2 Jahre (1. April 1912 bis 1. April 1914: 2247 Kinder) geben.

Wir beabsichtigen nicht statistische Daten zu bringen; wir wollen vielmehr unsere Erfahrungen bei einzelnen bemerkenswerten Krankheitszuständen des Kindesalters hinsichtlich deren Erkennung und Behandlung berichten.

Wieweit unsere Diagnosen mit dem pathologisch-anatomischen Befund, dem Prüfstein jedes medizinischen Könnens, übereinstimmen, ist aus den angefügten Auszügen aus den Sektionsprotokollen zu ersehen, die wir Herrn Prof. Dr. B. Fischer (Dr. Senckenbergs Pathologisches Institut) verdanken.

Wer bei der Beurteilung unserer Beobachtungen zu einer anderen Ansicht kommen sollte, den möchten wir zur Rechtfertigung unseres Standpunktes an das Wort Goethes erinnern: „Der Mensch, indem er spricht, muß für den Augenblick einseitig werden; es gibt keine Mitteilung, keine Lehre ohne Sonderung."
Am Tag der Eröffnung der Frankfurter Universität.

Frankfurt a. M., am 18. Oktober 1914.

Die Verfasser.

Inhaltsverzeichnis.

	Seite
I. Erkrankungen der Lungen	1
1. Lungenblutung. Bronchitis fibrinosa	1
2. Pleura-Empyem	3
II. Erkrankungen des Herzens	3
1. Angeborene Herzfehler	3
2. Erworbene Herzfehler	5
a) Perikarditis	5
b) Endokarditis	7
c) Myodegeneratio cordis nach Infektionskrankheiten	7
III. Erkrankungen des Blutes	8
1. Akute Myeloblastenleukämie	8
2. Hämolytischer Ikterus	10
3. Osteosklerotische Anämie	14
4. Hämophilie	16
5. Barlowsche Krankheit	18
IV. Erkrankungen der Verdauungsorgane	21
1. Ernährungsstörungen im 1. Lebensjahr	21
2. Dysenterie	33
3. Darminvagination und Ileus	35
4. Pylorospasmus	36
5. Hirschsprungsche Krankheit	37
V. Erkrankungen der Harnorgane	41
1. Erkrankungen der ableitenden Harnwege	41
2. Nephritis	48
VI. Erkrankungen des Nervensystems	53
1. Chorea	53
2. Spasmophile Diathese	53
3. Gehirn und Rückenmark	59
a) Mißbildung des Gehirns	59
b) Tumor cerebri	60
c) Pachymeningitis haemorrhagica	64
d) Meningitis cerebrospinalis purulenta	67
e) Meningitis cerebrospinalis epidemica	67
f) Myelitis transversalis	70
g) Poliomyelitis	72
h) Polyneuritis	76
i) Hemiplegie und Aphasia postdiphtherica	78

		Seite
VII. Erkrankungen der Sinnesorgane		80
1. Angeborene familiäre Ptosis		80
2. Glaukom des rechten Auges		81
3. Membrana pupillaris persistens		82
4. Mikrophthalmie (doppelseitiger angeborener Staar)		82
VIII. Erkrankungen der Drüsen		82
1. Myxödem		82
2. Parotitis suppurativa dextra		85
IX. Frühgeburten		86
X. Stoffwechselkrankheiten		87
1. Diabetes		87
2. Alkaptonurie		87
XI. Infektionskrankheiten		89
1. Lues congenita		89
2. Tuberkulose		93
a) Meningitis tuberculosa und Miliartuberkulose		93
b) Lungentuberkulose und Bronchialdrüsentuberkulose		98
c) Tuberkulose der Haut		99
d) Stillsche Krankheit		100
e) Tuberkulöse Drüsenschwellungen am Hals		101
f) Tuberkulose des Kehlkopfes und der Rachenorgane		102
g) Peritonitis tuberculosa		103
XII. Erkrankungen der Bewegungsorgane		104
1. Myatonia congenita		104
2. Dystrophia musculorum progressiva		106
3. Poliomyositis mit Erythema exsudativum multiforme recidivans		109
XIII. Mißbildungen		113
1. Hydronephrose		113
2. Zystennieren		115
3. Atresie des Ösophagus		116
4. Varizen des Ösophagus		116
5. Angeborene Stenose der Gallengänge		118
6. Luxatio genu congenita duplex		119
XIV. Morphiumvergiftung		120

Abkürzungen.

Pi. = Pirquet.	Tbc. = Tuberkulose.
Wa. = Wassermann.	— = negativ.
Di. = Diphtherie.	+ = plus.
Alb. = Albumen.	

I. Erkrankungen der Lungen.

1. Lungenblutung. Bronchitis fibrinosa.

Am 11. 9. 13. wird die 12jährige Auguste Schm. als Eilfall wegen
Hämoptöe eingeliefert. Vor 6 Wochen hat sie schon einmal Blutbrechen
gehabt, das sich in größeren und kleineren Zwischenräumen 2mal
wiederholte. In Familie und unter Hausbewohnern keine Lungen-
krankheiten. Blut soll immer hellrot, schaumig gewesen sein. Blut im
Stuhl wurde nicht bemerkt. Patientin hat niemals Nasenbluten gehabt.
Seit 4 Jahren ist sie angeblich „lungenleidend", hatte aber nie Fieber
(wurde regelmäßig gemessen), ist nicht abgemagert dabei, sondern hat
zugenommen. Blaß erst seit den letzten Blutverlusten.

Gut genährtes (28,6 kg) Mädchen mit schmalem, langen Thorax.
Schallverkürzung L. O. V. 2fingerbreit und L. H. O. bis zur Spin.
scapul. Vereinzelte Rhonchi. Tracheotomienarbe. Reflexe (Bauchdecken,
Patellar) lebhaft. Dermographie. Würgreflex herabgesetzt, Kornealreflex —. Stuhl, Urin o. B. Pi. +. Im Sputum bei 6maliger Untersuchung (Antiformin) keine Tuberkelbazillen aufzufinden.

Das Kind bricht viel schaumig-frischrotes Blut. Nachlassen des
Brechens und des Hustens unter Kodein, Salz-Gelatinezufuhr innerlich.
Röntgenaufnahme (2mal) o. B. 30. 10. Mit guter Gewichtszunahme
gebessert entlassen, verläßt nur sehr ungern die Klinik! Wird an demselben Abend wieder hereingebracht wegen Hämoptöe. Keine Dyspnöe,
kein Rasseln in den unteren Lungenpartien. Es werden größere Mengen
Blut ausgehustet, darin schwimmen Gewebsfetzen von wechselnder
Größe; zum Teil röhrenförmige Gebilde wie Ausgüsse von Bronchien,
jedoch ohne Verzweigungen, zum Teil dicke, klumpige Massen mit
wabenartigen Löchern darin (größte Länge in Formol 5,5 mm; kleinste
2,4 mm), die vermutlich von Luftblasen herrühren und im Schnitt als
Löcher erscheinen (siebartig).

Diese Massen sind blutig tingiert, ausgewaschen sehen sie wie weiße
Gerinnsel aus, die größern wie Eierkäse.

Die Dämpfung über der Lungenspitze hat zugenommen, dort unreines, abgeschwächtes Atmen. Nach einigen Tagen hellt sich die Dämpfung auf, Exspirium verlängert, rauhes Atmen, unreines Inspirium mit
Knacken und bronchialem Beiklang.

Derartige Anfälle von Blutbrechen wiederholen sich 4—5mal, mit
kürzeren oder längeren Intervallen dazwischen, letztere teilweise offenbar

bedingt durch 2 malige Injektion von 1 mg Adrenalin, das die Blutungen zu unterdrücken schien. Temperatur dauernd zwischen 37 und 38°.

17. 11. Die chemische Untersuchung der ausgeworfenen Massen (Dr. Grosser) ergibt, daß sie aus genuinem Eiweiß bestehen. Mucin konnte nicht nachgewiesen werden. Weder durch 10 proz. Salzsäure noch durch 25 proz. Schwefelsäure ließ sich ein Spaltungsprodukt gewinnen, das Kupfer oder Wismut reduzierte, demnach war in dem vorliegenden Gerinnsel keine Glukosamin vorhanden. Bakterien aus der Friedländer-Gruppe kulturell und durch Tierversuch nicht gefunden, Influenzabazillen kulturell, Pneumokokken kulturell und durch Tierversuch nicht gefunden (Hygienisches Institut).

21. 11. Ergebnis der mikroskopischen Untersuchung: Die ausgehusteten Stückchen bestehen aus Blut, in dem sich sehr reichlich Lymphocyten und besonders Leukocyten finden. Außerdem stellenweise große epithelartige Zellen, in denen meist die Kernfärbung nur sehr undeutlich ist (Alveolarepithel). Tuberkelbazillen und elastische Fasern konnten nicht gefunden werden, ebensowenig Fibrin.

21. 12. Gebessert entlassen mit Zunahme des Körpergewichtes.

Gleichzeitig mit den Attacken von Blutbrechen konnte im Blut ein jedesmaliges Ansteigen der eosinophilen Zellen, einmal bis auf 12% nachgewiesen werden. Diese erhöhten Werte blieben noch etwa 2 Tage nach Aufhören·der akuten Erscheinungen bestehen. Eosinophile Zellen wurden auch im Sputum gefunden und zwar reichlich kurz vor Einsetzen des Blutbrechens, während sie in der anfallsfreien Zeit nur vereinzelt oder gar nicht gefunden wurden. Leyden-Charcotsche Kristalle ließen sich nicht nachweisen.

Zusammenfassend bot sich also folgendes Krankheitsbild: Anfallsweises Auswerfen klumpiger oder röhrenförmiger blutiger Massen, die frei sind von Tuberkelbazillen und anderen Bakterien bei einem Kind mit einer Affektion der linken Spitze (Pi. +) und mäßiger Anämie (45—50% Hämoglobin). Während der Anfälle erhöhte Werte der eosinophilen Zellen im Blut und kurz vorher im Sputum. Daneben Zeichen von Neuropathie (Dermographie, Fehlen des Kornealreflexes; leichtes Erröten, suggestiv beeinflußbar usw.).

Wir glauben trotz des negativen Ausfalles der Untersuchungen (allerdings einer einzelnen Portion) auf Muzin u. Fibrin die Affektion der Bronchitis fibrinosa zurechnen zu sollen, bei der das nervöse Element eine begünstigende Rolle spielen dürfte, ähnlich wie beim Bronchialasthma.

Nachtrag. Nach Angabe der Mutter haben sich diese Lungenblutungen in den letzten Monaten periodisch etwa alle 4 Wochen immer wieder eingestellt. Im Auswurf Tuberkelbazillen auch im Tierversuch nicht nachzuweisen.

2. Pleura-Empyem, 20 Fälle, gest. 8.

Alter	Gestorben
Unter 1 Jahr 6	3
Im 2. Jahre 8	5
Über 2 Jahre (2—8) 6	0

Therapie: 1. Rippenresektionen 6, gestorben 1 (13 Mon.). Die anderen 5 Operierten standen im 2.—4. Lebensjahre.

2. Zweimal Punktionen und, nach Ablauf der vorausgegangenen Pneumonie, Rippenresektion. Beide geheilt.

3. Nur mit Punktionen behandelt 9, gestorben 4; davon unter 1 Jahr 3, gestorben 1; im 2. Lebensjahre 4, gestorben 3. Mit $3^{1}/_{2}$ Jahren 1 geheilt.

In einem Falle, der einen $3^{1}/_{2}$ Jahre alten Knaben betraf, wurde 13 mal punktiert und im ganzen 2 Liter Eiter abgelassen. Nach 3 Wochen Entfieberung und vollständige Ausheilung des Empyems.

Bakteriologische Untersuchungen 12 mal. 11 mal wurden Pneumokokken gefunden, 1 mal Streptokokken.

Kombinationen: 14 mal ging eine Pneumonie voraus. 1 mal bestand neben dem Empyem Lungen- und Drüsentuberkulose, fibrinöse Perikarditis und Peritonitis, chronische Otitis media und Mastoiditis, Diphtherie des Rachens und der Trachea.

1 mal Drüsen- und Lungentuberkulose, Rachendiphtherie.

In 2 Fällen ($1^{1}/_{2}$ Jahre und 10 Monate) entwickelte sich neben dem Pleuraempyem das eine Mal ein periartikulärer Hüftgelenksabszeß, das andere Mal eine Osteomyelitis des Schultergelenks. In beiden Fällen wurde während der Bronchopneumonie das Empyem punktiert, später die Rippenresektion angeschlossen. Die metastatischen Abszesse wurden gespalten. Heilung.

II. Erkrankungen des Herzens.

1. Angeborene Herzfehler.

Die Schwierigkeit einer genaueren Lokalisation der angeborenen Vitien macht es verständlich, daß von 5 Fällen nur bei 2 die bestehende Pulmonalstenose erkannt und durch die Sektion bestätigt wurde.

1 Kind wurde nicht seziert, ein weiteres gebessert entlassen. Bei dem ersteren, der 6 wöchigen Frieda M., fand sich ein namentlich nach

rechts verbreitertes Herz (auch im Röntgenbilde). Systolisches Geräusch an Spitze und Basis. Milz vergrößert. Anfälle von Zyanose und Krämpfe. Blut o. B., zeitweise Besserung durch Sauerstoff. Bronchopneumonie. Exitus.

Der 4 Monate alte Karl Sch. wegen Otit. med. aufgenommen, konnte gebessert entlassen werden. Es bestand lautes, über allen Ostien hörbares sausendes präsystolisch-systolisches Geräusch, vergrößerte Herzdämpfung. Im Röntgenbilde: starke Verbreiterung beider Ventrikel, des linken in Schafsnasenform; an der Gefäßwurzel starke Pulsation. Zyanose nur beim Schreien. Dabei auffallend kleiner Schädel mit fliehender Stirn und abfallendem Kinn, sowie mangelnde knöcherne (nur Schleimhaut) Vereinigung des harten Gaumens. Augenhintergrund blaß. Blut o. B.

Bei den übrigen 3 Kindern ergab die Sektion zweimal die angenommene Pulmonalstenose, einmal eine Vena cava sup. links.

1. Ernst O., 18 tägig, luetisch (Osteochondritis spezifica; 2 Mißfälle, Wa.? Kubitaldrüsen neg.) Ikterus. Zyanose namentlich beim Schreien, in der Ruhe abwechselnd mit blasser Asphyxie. Milz palpabel. 1. Ton an Spitze und über Pulmonal. dumpf, mäßige (auch im Röntgenbild) Verbreiterung nach beiden Seiten, mehr nach links. Blut: Refraktometrisch 6,4, später 5,5% Eiweiß. 150% Hämoglobin, bis 7 Millionen Erythrocyten, Polychromatose, Anisocytose, Normoblasten bis auf 31%, Megaloblasten bis 11%. Gegen das Ende zunehmende polynukleäre Leukocytose (35000).

Anatomische Diagnose: Mäßige Pulmonalstenose. Hypertrophie und Dilatation des ganzen Herzens, besonders rechts. Feuersteinleber, Osteochondritis luetica.

2. Emilie K., 3 Jahre (11,5 kg), seit Geburt Herzfehler, Krämpfe, Zyanose. Herzdämpfung nicht vergrößert, lautes systolisches Geräusch über allen Ostien. Links oben neben Sternum verkürzter Schall (Thymus? Duct. Botalli?). Zeitweise Nystagm. horizont. Augenhintergrund: Pralle Füllung und Schlängelung der Venen, Papillen o. B. Tonische Krämpfe mit Opisthotonus. Reflexe sehr gesteigert, kann nicht sitzen, nicht sprechen. Mikrozephalie (40,5 cm). Idiotie.

Sektion: Persistenz des Foram. interventriculare, Defekt des Vorhofseptum, Stenose der Pulmonalis. Hochgradige Dilatation und Hypertrophie des ganzen Herzens, namentlich des rechten Ventrikels. Hypoplasie von Thymus (8 g) und Schilddrüse (1,5 g). Adipositas universalis. Mikrozephalie.

3. Der 1½ jährige Wolfgang M. stirbt an Bronchopneumonie. Bei der Sektion findet sich starke Vergrößerung des rechten Herzens; kongenitale doppelte Vena cava super.

In vivo keine Geräusche am Herzen, Blut o. B., keine Zyanose. Röntgenologisch: Cor magnum (kongenitale Herzanomalie?).

In 2 Fällen bestanden demnach neben den angeborenen Störungen in der Entwicklung des Herzens noch anderweitige Mißbildungen:

2 mal Mikrozephalie, 1 mal nicht komplette Gaumenspalte. In allen Fällen fand sich mehr oder weniger ausgesprochene Zyanose, 2 mal Krämpfe, in einem Fall war die gefundene Pulmonalstenose vermutlich mit der bestehenden Lues in ursächliche Beziehung zu bringen.

2. Erworbene Herzfehler.

a) Perikarditis.

Die ungünstige Prognose der Herzbeutelentzündung (mit Erguß), vor allem die Machtlosigkeit jeder internen Therapie, ließ immer wieder an einen chirurgischen Eingriff bei dieser Form der Herzerkrankungen im Kindesalter denken. Die wiederholt angewandten Punktionen des Herzbeutels gaben zwar momentane Erleichterung, aber der Effekt dieser Behandlung ist kein dauernder, indem die Flüssigkeit sich wieder ansammelt; zum mindesten läßt sich dadurch die gefährliche Obliteratio cordis nicht verhüten, abgesehen davon, daß die häufig gleichzeitig bestehende linksseitige Pleuritis und deren Folgezustände für das Herz nicht beeinflußt werden.

Zu einem operativen Vorgehen geeignet erschien die 11 jährige Marie Th., die schon wiederholt in der Kinderklinik wegen Mitralfehlers mit Perikarditis und linksseitiger Pleuritis behandelt worden war. Das Kind kam im Anschluß an eine Kur in Nauheim in schwer dekompensiertem Zustand am 11. 7. 13 wiederum zur Aufnahme.

Das sonst kräftige Mädchen zeigt blasse Hautfarbe, Zyanose der Lippen, teigige Schwellung an Füßen und Unterschenkeln. Atmung sehr beschleunigt, viel Husten (Orthopnöe). Über beiden Lungen bronchitische Geräusche. R. H. U. 3 fingerbreite Schallverkürzung und abgeschwächtes Atmen. Puls sehr frequent, klein, schlechte Füllung. Blutdruck 135 Hg. Herzdämpfung: 3 fingerbreit nach 1 außerhalb der Mamillarlinie, nach rechts 1 Querfinger außerhalb des rechten Sternalrandes, Herzleberwinkel ausgefüllt. Röntgenbild: starke Verbreiterung des Mittelschattens nach beiden Seiten in Dreiecksgestalt mit abgerundeten Ecken. Spitzenstoß im 6. Interkostalraum innerhalb der Mamillarlinie; systol. Einziehung der Gegend oberhalb des Spitzenstoßes. Dieser selbst vorgewölbt. Systolisches Geräusch über der Mitralis. Kein Fieber. Urin Spuren Albumen, kein Urobilin, das früher vorhanden gewesen war. Menge normal. Milz nicht vergrößert.

Baldige Besserung auf Digitalis und Diuretin, nur Herzdämpfung bleibt fast unverändert, Pulskurve zeigt kleinen, dikroten Puls. Am 28. 7. Verlegung auf die chirurgische Klinik.

Operation (Prof. Rehn) nach eigener Methode: Etwa 6 cm langer Schnitt auf der linken 7. Rippe bis quer über das Sternum,

Resektion der Rippenknorpel, Eingehen in der Richtung nach
oben auf den Herzbeutel unter Schonung des Pleuraüberzuges.
Nach Eröffnung vorsichtiger Versuch der Lösung der perikarditi-
schen Verwachsungen, der nur zum Teil gelingt, Eingießen von
sterilem Sesamöl, Wiedervereinigung der Rippenknorpel durch
Naht. Kind erholt sich bald, klagt über Spannung, Druck und
Schmerzen auf der Brust, derart, daß die Nähte wieder gelöst werden müssen, daraufhin beruhigt sich das Kind, gibt an, zum erstenmal seit Monaten frei atmen zu können, kann sich hinlegen usw.
Pat. erholt sich bald erstaunlich und zeigt dauernd ausgezeichnetes
Wohlbefinden. (Näheres über Implantation eines Fettlappens usw.
siehe Veröffentl. d. Chir. Klin.)

Der Erfolg der Operation dürfte darauf beruhen, daß das Herz,
das in seinen Bewegungen, namentlich durch pleuritische Adhäsionen
behindert war, nun freieren Spielraum hatte durch die Erweiterung
des Brustkorbes. Dies dürfte einfacher und schneller erreicht werden vermittels der Rehnschen Methode als durch die Entfernung
eines Teiles der Thoraxwand durch subperiostale Resektion mehrerer
Rippen.

Voraussetzung für einen Erfolg dieses Eingriffes ist vor allem
1. ein verhältnismäßig gesundes Myokard,
2. das Fehlen florider Endokarderkrankungen,
3. das Fehlen eingreifenderer Veränderungen (Stauungsatrophie) in Leber und Milz.

Es wird also darauf ankommen, nicht zu spät zu operieren,
wenn der Herzmuskel bereits degeneriert und eine Dilatation eingetreten ist, ferner nicht bei ulzeröser Endokarditis.

Letztere fand sich bei der Sektion in einem zweiten operierten Fall,
der zunächst gebessert wurde, dann aber unter septischen Erscheinungen
nach längerer Zeit doch zugrunde ging infolge der bestehenden Klappen-
erkrankung.

Es handelte sich um den 7jährigen Anton W. mit Endo-Perikarditis
und Pleuritis, die zu einer Verlagerung des Herzens nach links infolge
von Adhäsionen geführt hatte. Starke Verbreiterung der Herzdämpfung
2 cm nach rechts vom Sternalrand; nach links bis in die vordere Axillar-
linie. Schabendes systolisches und diastolisches Geräusch über der
Basis, lautes systolisches peitschendes Geräusch an der Spitze und über
der Aorta. 2. Pulmonalton laut klappend. Puls regelmäßig, Blutdruck
77 Hg. Fieber. Urin: Albumen +, granul. und hyal. Zylinder.

Hier konnte die Operation wohl eine Verringerung der Beschwerden herbeiführen, indem sie die Arbeit des Herzens erleichterte,

konnte aber natürlich an dem progredienten ulzerösen Prozeß an den Klappen nichts ändern.

Von 5 weiteren Fällen mit Perikarditis schien bei 2 ein operatives Vorgehen zweckmäßig; die Eltern gaben jedoch ihre Einwilligung nicht. Eitrige Perikarditis beim Säugling führte in 2 Fällen zum Tode. Die Diagnose konnte an der Vergrößerung der Herzdämpfung (auch im Röntgenbilde), dem allgemeinen klinischen Verhalten der Kinder (große Blässe, allgemeine Schmerzempfindlichkeit beim Anfassen, mangelhafte Nahrungsaufnahme infolge von Schluckbeschwerden?) gestellt und durch Herzbeutelpunktion (einmal Pneumokokken, einmal Staphylokokken) gesichert werden. In einem Fall bestand gleichzeitig Empyem.

b) Endokarditis.

Hier interessiert eine Aorteninsuffizienz.

13jähriger Wilhelm S., Aufnahme am 28. 8. 12 mit hohem Fieber, Spuren Albumen; Urobilin +. Vergrößerung von Milz und Leber. Zyanose, namentlich an Nägeln und Lippen, schläfrig, leicht benommen. Herzgrenzen $2^1/_2$ Finger breit nach links, nach oben 3. Rippe, rechts Sternalrand, Spitzenstoß hebend im 6. Interkostalraum, 1 Querfinger breit außerhalb der Mamillarlinie. Röntgenogramm: starke Vergrößerung nach links, geringere nach rechts. Über Aorta lautes diastolisches Geräusch, systolisch-präsystolisches Geräusch an Herzspitze, Kapillarpuls. Überall sichtbare Arterienpulsation. Pulsus altus und celer (Sphygmogramm). 2. Pulmonalton verstärkt. Blutdruck 135 Hg. Am 4. 10. ohne Fieber. Linke Nierengegend druckempfindlich. Im Urin: Blut und granulierte Zylinder (Infarkt?). Bei Entlassung am 29. 11. immer noch Erythrocyten im Urin.

c) Myodegeneratio Cordis nach Infektionskrankheiten.

7 Fälle meist mit Dilatation und Verfettung (4 Sektionen). Als ursächliches Moment kamen Diphtherie, Scharlach und Pneumonie in 6 Fällen in Betracht, einmal Sepsis.

Ein 6jähriges Kind, Karl K., wurde moribund eingeliefert und starb am gleichen Tage. Klinische Diagnose: Meningitis (Lumbalpunktion: klare Flüssigkeit, Albumen +, Nonne leichte Trübung, Leukocyten +, Tuberkelbazillen neg.). Herz 2 fingerbreit nach links außerhalb der Mamillarlinie, rechts Sternalrand, oberer Rand 4. Rippe. Töne dumpf, leise, sehr unregelmäßig, aussetzend. Puls nicht fühlbar. Milz palpábel. Temperatur 34,7°. Rechtes Bein spastisch, linkes auffallend schlaff. Patellarreflexe +. Babinski —. Anatomische

Diagnose: Starke Dilatation des Herzens. Wandständige Thromben im linken Herzen. Embolie der Art. basilaris und der Art. foss. Sylvii. Stauungsatrophie der Leber usw.

III. Erkrankungen des Blutes.

1. Akute Myeloblastenleukämie.

Georg Schm., 9 Jahre alt. Familienanamnese o. B. Anamnese: Aufgenommen am 29. 10. 13. Seit mehreren Jahren blutarm, friert viel, häufige Schwächezustände. Wird vom Schularzt wegen hochgradiger Blutarmut eingeliefert.

Status: Äußerst blasser Knabe, seinem Alter entsprechend entwickelt. Leicht subikterischer Ton der Haut. Zahlreich diffus über den Körper verstreute punktförmige Hämorrhagien der Haut. An beiden Oberschenkeln und am Gesäß mehrere 1—3 markstückgroße flächenhafte Hautblutungen. Drüsen: Zervikal-, Submaxillar-, Supraklavikular-, Axillar-, Kubital-, Inguinaldrüsen, sämtlich deutl.ch, teilweise bis Haselnußgröße geschwollen und druckempfindlich. Rachen: Zahnfleisch und Mundschleimhaut frei von Blutungen, beide Tonsillen nicht auffallend vergrößert und blaß. Lungen: Ohne wesentliche Veränderungen. Herz: Grenzen nicht bemerkenswert verbreitert, systolische Geräusche über Spitze und Basis. Abdomen: Flach. Leber 1 Querfinger breit unter dem Rippenbogen fühlbar, Milz eben palpabel.

Verlauf: 31. 10. Milz heute sehr deutlich palpabel, gegen Mittag Nasenbluten, sonst Allgemeinzustand wenig verändert. Augenhintergrund: Rechts große schollige Blutaustritte aus den Gefäßen, besonders peripapillär. Auf der Papille selbst zahlreiche kleine fächer- und faserförmige Hämorrhagien. Peripherie und Makula frei. Links ähnliche Blutungen, nur spärlicher und geringer, ebenfalls fächer- und faserförmig, meist entlang den Gefäßen, sie teilweise unterbrechend, aber auch in den Intervaskularräumen (sämtliche Blutungen ganz frisch).

1. 11. Fieber niedriger, Befinden etwas besser, Hals und Lungen ohne Besonderheit.

6. 11. Fieberanstieg, Verschlechterung des Allgemeinzustandes, Nasenbluten.

7. 11. Blutiger Stuhl.

9. 11. Gesicht leicht ödematös, allgemeine hochgradige Mattigkeit und Schläfrigkeit, erneutes Nasenbluten, Temperaturanstieg bis über 41°.

10. 11. Zahlreiche neue stecknadelkopfgroße Blutungen in der Haut und Wangenschleimhaut, Zunahme der Gesichtsschwellung, schleimigwäßrige Sekretion aus der Nase, im Nasensekret keine Diphtheriestäbchen, Schwellung beider Lippen und Exkoriationen, profuser Speichelfluß, zeitweise benommen.

12. 11. Zunehmende Verschlimmerung des Gesamtzustandes, weitere Schwellung sämtlicher Drüsen, die auffallend druckempfindlich werden,

Mund- und Rachenschleimhaut frei von entzündlichen Erscheinungen, Tonsillen blaß. Blutkultur bleibt steril (Entnahme aus der Vene intra vitam, keine Strepto- und Staphylokokken). 10 Uhr vormittags Exitus.

Die Sektion ergab linksseitige nekrositierende Tonsillitis, Verfettung des Myokards, Dilatation des ganzen Herzens, lymphoides Knochenmark, chronischen hyperplastischen Milztumor, Ergüsse in den Pleurahöhlen und im Herzbeutel, entzündliches Ödem in den unteren Partien des linken Oberlappens mit einzelnen bronchopneumonischen Herden auch im Unterlappen. Bakteriologisch fand sich im Herzblut (2 Stunden nach dem Tode) der Staphylococcus albus haemolyticus (Verunreinigung?). Mikroskopisch wurde gefunden:

Leber: Ausgedehnte kleintropfige Verfettung der Leberzellen, am stärksten im Zentrum der Acini, umfangreiche zentrale Nekrosen, Vermehrung des periportalen Bindegewebes mit sehr starker aus kleinen Runzeln bestehenden Infiltration. Ein großer Teil dieser Zellen gibt positive Oxydasereaktion.

Milz: Blutreich, mäßig zellreich, Keimzentren nur stellenweise erkennbar und klein, die Oxydasereaktion zeigt das Vorhandensein zahlreicher Myeloblasten.

Lymphdrüsen: Sehr zellreich, kleine Zentren nur an den Randpartien erkennbar, durch Oxydasereaktion zahlreiche Myeloblasten nachweisbar.

Knochenmark: Rot, weich, mäßig zellreich, meist Zellen mit wenig Protoplasma und ziemlich großem rundem Kern.

	Hb %	Erythr.	F. J.	Leuk.	Poly. %	Kl. Zell. Mon. %	Eos.	Besonderes
30. 10.	30	1,2 Mill.	1	5 700	5	95		{ Einzelne Normoblasten
31. 10.	25	1,2 „	1	7 600	2	97	1	
1. 11.	25	2,3 „	1	5 700	7	91	2	
2. 11.	25	1,1 „	1,1	5 600	5	94	1	
3. 11.	25	1,7 „	0,8	7 000	7	93		
4. 11.	25	1,0 „	1,2	7 400	7	93		
5. 11.	25	1,8 „	0,7	6 700	4	96		
6. 11.	20	1,4 „	0,7	10 000	3	97		
7. 11.	20	1,7 „	0,6	8 000	9	91		
8. 11.	20	1,0 „	0,6	8 600	1	99		
9. 11.	15	900 000	0,8	4 000	6	89		{ 15 % Myeloblasten
10. 11.	15	1,0 Mill.	0,7	800	10	90		
11. 11.	12	800 000	0,7	850	8	91		{ Punktierte rote Normoblasten
12. 11.	12			300				

Auch die intra vitam hergestellten Blutpräparate zeigen, daß der allergrößte Teil jener kleinzelligen Monocyten Myeloblasten waren. Es handelte sich also in diesem Fall um eine bisher nur 4 oder 5 mal beobachtete akute kleinzellige Myeloblastenleukämie. Ob die nekrotisierende Angina, die klinisch wegen ihrer zu geringen Ausdehnung nicht bemerkt worden ist, ein auslösendes Moment war, oder ob sie mit der Ätiologie überhaupt nicht in Zusammenhang gebracht werden darf, diese Frage soll genauer in einer speziellen Arbeit erörtert werden.

2. Hämolytischer Ikterus.

Bemerkenswert sind 2 Fälle von hämolytischem Ikterus mit Splenomegalie, die beide aus ein und derselben Familie stammen, in der Großmutter, Vater und sämtliche Kinder das Bild des sog. hämolytischen Symptomenkomplexes darboten — regenerative leukocytotische Anämie, Urobilinurie mit Ikterus und spodogener Milztumor. — Die Resistenzprüfung der Erythrocyten gab hier die definitive diagnostische Abgrenzung gegenüber ähnlichen Krankheitsbildern.

Fall 1. W. K., 9 Jahre alt. Normale Entwicklung. Wurde stets bei Infektionen gelb. Von Jugend auf blaß, Neigung zu Halsentzündungen, Nasenbluten, periodische Müdigkeit und Appetitlosigkeit. Erkrankte 4 Tage vor seiner am 29. September 1912 erfolgten Aufnahme in die Kinderklinik mit seinen 3 anderen Geschwistern mit Fieber und Halsschmerzen. Wegen zunehmender Blässe ins Krankenhaus aufgenommen.

Status vom 29. 11. 1912: Kräftiger Knochenbau, guter Ernährungszustand, lymphatisch pastöses Aussehen, sämtliche Schleimhäute blaß, Skleren leicht gelblich, Schwellung aller tastbaren Lymphdrüsen, Tonsillen stark hypertrophisch und gerötet, Bronchitis, Leber palpabel, Milz sehr deutlich geschwollen und hart, Urin urobilinhaltig. Blutbild siehe Tabelle I.

Verlauf: 30. 11. Leichte Ödeme an beiden Unterschenkeln.

1. 12. Gesicht gedunsen, zunehmende Blässe, Leber und Milz stärker geschwollen.

4. 12. Extreme Blässe, Ikterus, Puls flatternd, Besorgnis erregender Zustand.

10. 12. Allgemeine Besserung.

12. 12. Neues Fieber, neue Verschlimmerung.

17. 12. Ernste Nasenblutungen.

18. 1. 13. Entlassen, die letzten 3 Wochen fieberfrei. Milz- und Leberschwellung wie bei der Aufnahme. Urin frei von Urobilin.

25. 7. 13. Nachuntersuchung, Allgemeinzustand wie bei der Entlassung.

Fall 2. E. K., 3 Jahre alt, 3. Kind. Normale Entwicklung. Von Jugend auf blaß, zeitweise Ikterus, namentlich bei Infektionen. Gleichzeitig mit dem Bruder mit Fieber und Halsschmerzen erkrankt, aber ernster betroffen. Am 9. 12. aufgenommen.

Status: Dem Alter entsprechende Entwicklung, pastös, lymphatisch, sehr blasse Haut und Schleimhäute, allgemeine Drüsenschwellung, blasse hypertrophische Tonsillen. Milz und Leber deutlich geschwollen. Urin stark urobilinhaltig. Pi. —. Blutbild siehe Tabelle II.

Verlauf: 11. 12. Sehr große Mattigkeit und Blässe.

15. 12. Haut·wachsartig, Gesicht ödematös, allgemeine Apathie, Milz- und Leberschwellung zugenommen.

18. 12. Auffallende Besserung.

28. 12. Bessere Haut- und Gesichtsfarbe, Milz- und Leberschwellung gehen langsam zurück.

14. 1. 13. Klagen über Ohrenschmerzen, Rötung und Vorwölbung links.

15. 1. Spontane Perforation auf dem linken Ohr.

20. 1. Allgemeine Erholung, Harn urobilinfrei.

Eine Nachuntersuchung im August ergibt allgemeine Blässe der Haut und Schleimhäute und deutlichen Milztumor.

Fall 3. R. K., 11 Monate alt, Bruder der Vorherigen. Am 15. 8. 13 wegen Drüsenabszeß am Hals eingeliefert, bisher gesund. Pastös lymphatisches Kind, blaß, mit allgemeinen Drüsenschwellungen, unter dem linken Unterkiefer abszedierendes Drüsenpaket, innere Organe o. B., mit Ausnahme einer sehr stark vergrößerten Milz. Pi. —, der Drüsenabszeß heilt nach Inzision, Harn urobilinfrei.

Blutuntersuchung: 55% Hämoglobin, 24 000 Leukocyten, 51% Polynukleäre, 43% Lymphocyten, 1,5% Eosinophile, 0,5% Mastzellen, 0,5% Myelocyten.

Fall 4. A. K., Glasermeister, Vater der Obengenannten, 40 Jahre alt, nie ernstlich krank, hat gedient. Seine Mutter soll von jeher gelb gewesen sein.

Befund vom 8. 9. 13: Muskelstarker Mann in gutem Ernährungszustand ohne Drüsenschwellung, Haut blaßgelblich, Skleren leicht ikterisch, innere Organe o. B. Leber nicht palpabel, vorderer Pol der Milz fühlbar.

Blutuntersuchung: 80% Hämoglobin, 4,9 Millionen Erythrocyten, 11 300 Leukocyten, 58% Polynukleäre, 3% Eosinophile, 32% Lymphocyten, 7% Monocyten. Im nach Mai - Giemsa (Pappenheim) gefärbten Trockenpräparat deutliche Anisocytose und Polychromasie, zahlreiche basophil punktierte Erythrocyten.

Das Verhalten der osmotischen Resistenz der gewaschenen Erythrocyten demonstriert folgende Tabelle:

		Beginn. Hämolyse	Kompl. Hämolyse
W. K. Fall 1	25. 7. 13	0,69% ClNa	0,47% ClNa
E. K. Fall 2	12. 8. 13	0,69%	0,45%
R. K. Fall 3	15. 8. 13	0,69%	0,38%
A. K. Fall 4	8. 9. 13	0,70%	0,47%

Tabelle I.

Datum	Hb %	Erythro-cyten	F. J.	Leuko-cyten	Polynu-kleäre %	Eosino-phile %	Mast-zellen %	Lympho-cyten %	Mono-cyten %	Myelo-cyten %	Normo-blasten in Proz. der Leu-kocyten	Megalo-blasten in Proz. der Leu-kocyten	Bemerkungen
2. 12. 12	25	1,6 Mill.	0,6	7 600	26	6	1	57	4	6	—	—	höchste Temp. 38,3°
4. 12. 12	20	1,4 ,,	0,9	18 800	47	2,5	—	30	12	8,5	4	6	,, ,, 39,9°
5. 12. 12	20	1,1 ,,	0,9	22 000	40	0,5	0,5	30	20	9	12,5	10	,, ,, 38,6°
6. 12. 12	20	1,4 ,,	0,8	27 300	57,5	1	2	20	7,5	7	9	11,5	,, ,, 38,2°
7. 12. 12	30	1,8 ,,	0,9	12 200	—	—	—	28	8	2	5	4,5	,, ,, 39,7°
9. 12. 12	30	2,4 ,,	0,6	13 600	60	1	—	28	10	1	3	—	,, ,, 38,2°
10. 12. 12	40	2,6 ,,	0,7	13 400	61	—	2	25	11	1	0,5	1	,, ,, 37,5°
12. 12. 12	40	2,9 ,,	0,6	15 500	56	1	1	30	13	—	1	1	,, ,, 38,7°
14. 12. 12	45	3,5 ,,	0,6	10 800	57,5	2	3	22	13	2,5	1	—	,, ,, 37,6°
16. 12. 12	45	2,8 ,,	0,9	7 100	47,5	1,5	0,5	41	12	2,5	1,5	—	,, ,, 37,6°
17. 12. 12	45	2,1 ,,	1	5 900	45	7	1	31	14	2	—	—	,, ,, 37,8°
18. 12. 12	40	3 ,,	0,6	11 300	45	0,5	2	40	10	1,5	—	—	,, ,, 37,9°
19. 12. 12	45	2,7 ,,	0,9	9 700	45	3	—	40	12	—	1	—	,, ,, 37,0°
23. 12. 12	50	3,1 ,,	0,8	9 600	53	7	1	30	6	3	1	—	
30. 12. 12	35	2,5 ,,	0,7	13 700	47	9	—	37	5	2	0,5	—	
16. 1. 13	60	3,4 ,,	0,6	18 500	49	6	0,5	31	12,5	1	—	—	} Dauernd fieberfrei.
11. 3. 13	55	4 ,,	0,7	15 100	43	2	1	49	5	—	—	—	
25. 7. 13	65	4,7 ,,	0,7	8 700	55	2,5	—	40	2,5	—	—	—	Deutliche Mikrocytose. Leichte Anisocytose. Zahlr. polychromat. u. basophil. punktierte Erythrocyten.

Tabelle II.

Datum	Hb %	Erythro-cyten	F. J.	Leuko-cyten	Polynu-kleäre %	Eosino-phile %	Mast-zellen %	Lympho-cyten %	Mono-cyten %	Myelo-cyten %	Normo-blasten	Megalo-blasten	Bemerkungen
											(in Prozent der Leukocyten)		
9. 12. 12	30	2,8 Mill.	0,5	5 800	20	4	1,0	61	12	1	1,5	—	Anisocytose, Poly-chromasie. Baso-phile Punk-tierung.
10. 12. 12	25	1,1 „	1,0	9 700	14	6	0,5	59	25	3,5	4	—	
12. 12. 12	15	1,1 „	0,6	14 100	50	—	—	35	11	4	6	—	
13. 12. 12	12	1,2 „	0,5	38 100	57	2	0,5	29	6,5	5	5	—	
14. 12. 12	12	1,5 „	0,4	55 400	52,5	0,5	1,5	25	7,5	13	5	3	
15. 12. 12	18	1,4 „	0,6	74 700	43	1,5	0,5	25	14,5	15,5	15	1,5	
16. 12. 12	20	1,3 „	0,8	42 200	49	1,0	—	25	10,5	14,5	46	4	
17. 12. 12	25	1,4 „	0,9	14 300	37	1,5	—	45	14,5	5,5	22,5	3,5	
20. 12. 12	35	2,2 „	0,8	13 500	42,5	2,5	—	36	14,0	5	3,5	—	
23. 12. 12	35	2,8 „	0,6	9 600	55	4,0	—	25	14,0	2	5	—	
18. 1. 13	40	2,2 „	0,9	10 100	48	1,0	—	40	10,0	1	2	—	
27. 1. 13	40	3,8 „	0,4	15 500	73	3,0	0,5	17	4,0	2,5	1	—	
31. 1. 13	50	4,1 „	0,6	11 100	68,5	2,5	1,0	20	6,5	1,5	—	—	

Autoagglutination fehlte, stark gelb gefärbtes Serum. Wie aus den beiden beigefügten Tabellen hervorgeht, waren die hämolytischen Attacken sehr ernster Natur. Die Reaktion des hämatopoetischen Systemes war insofern eine typische, als die Erythrocytenstürze stets mit einem Anstieg der Leukocyten einhergingen. Für eine reaktive Leukocytose sprachen die gleichzeitig vorhandene Myelocytose und Normoblastose. An der Vermehrung der Leukocytenzahl partizipierten die Lymphocyten sehr erheblich, es handelte sich also auch um eine absolute Lymphocytose. In dieser Lymphocytose sahen wir die Reaktion der lymphatischen Konstitution auf den Infekt.

3. Osteosklerotische Anämie.

Robert Müller, stammt aus gesunder Familie und war bisher gesund. Am 20. 2. 1913 erkrankte er unter niedrigem Fieber an einem Ausschlag, der leicht juckte, einige Tage später schwollen die Drüsen am Hals an, es traten Leibschmerzen auf und Erbrechen. Wegen Blinddarmentzündung wurde er ins Krankenhaus eingewiesen.

Status: Kräftig gebauter Knabe in gutem Ernährungszustande. Die gesamte Körperhaut ist marmoriert, Gesicht und Extremitäten leicht zyanotisch, in den Achselhöhlen, Inguinalfalten und am Skrotum kleine, stecknadelkopfgroße, ziemlich dichtstehende Hämorrhagien, am Rumpf und den Extremitäten nur sehr vereinzelt. Nackendrüsen, Halsdrüsen, Submaxillar-, Supraklavikular-, Infraklavikular-, Axillar- und Inguinaldrüsen, sämtlich deutlich geschwollen und druckempfindlich.

Herz. Leicht nach beiden Seiten dilatiert, Puls klein und weich. Milz in Handflächengröße den Rippenbogen überragend, nicht hart. Tonsillen hypertrophisch, ohne Belag, hintere Rachenwand schwielig verdickt, mit eitrigem Schleim belegt. Muskeltonus ziemlich schlaff, Reflexe etwas träge. Kind liegt den ganzen Tag apathisch im Bett, zeitweise benommen.

Verlauf: 6. 3. Lumbalpunktion, unter hohem Druck werden ca. 50 ccm klarer Flüssigkeit entleert, Nonne —, 3 Zellen nach Rosenthal. Blutbefund siehe Tabelle III.

7. 3. Temperaturabfall zur Norm. Patient den größten Teil des Tages über benommen, erkennt seine Eltern nicht.

8. 3. Fieberfrei geblieben, sehr hinfällig, aber Sensorium aufgehellt. Augenhintergrund ohne Besonderheiten, starke Eosinophilie.

9. 3. Pulsbeschleunigung, Allgemeinbefinden schlechter.

10. 3. Die Temperatur steigt in die Höhe, Puls sehr schnell und unregelmäßig, starke Zyanose des Gesichts, Lungen ohne Besonderheiten. Die Blutungen verschwinden langsam. Im eitrigen Schleim der Nase lassen sich Diphtheriestäbchen nicht nachweisen.

11. 3. Temperatur steigt bis 40,5, Puls 175, schwer benommen, Hals- und Achseldrüsen schwellen stärker an, beide Unterschenkel ödematös.

Tabelle III.

	6. 3.	7. 3.	8. 3.	10. 3.	11. 3.	12. 3.
Hb n. Sahli	70%	—	—	60%	—	55%
Erythr. . . .	4,5 Mill.	—	—	4,1 Mill.	—	3 370 000
F. J.	0,7	—	—	0,3	—	0,9
Leuk.	8 300	13 300	13 000	12 800	11 700	17 000
Lympho. . .	25%	17,5%	27,5%	47%	42%	53%
Übergangsf. .	10%	15%	11,5%	8%	—	9,5%
Poly.	50%	41,5%	32,5%	30%	31%	20%
Eo.	12,5%	22,5%	25%	15%	11,5%	10%
Mast.	0,5%	0,5%	1%	—	—	—
Myelo. . . .	1,5%	3%	2,5%	—	10%	7%
Türk	0,5%	—	—	—	1%	0,5%

	13. 3.	14. 3.	15. 3.	17. 3.	18. 3.	19. 3.	20. 3.
Hb n. Sahli	—	—	—	45%	45%	35%	35%
Erythr. . . .	—	—	—	2,5 Mill.	2,4 Mill.	1 870 000	2 260 000
F. J.	—	—	—	0,9	1	1	0,8
Leuk. . . .	13 800	6 500	9 600	9 700	20 000	28 700	23 000
Lympho. . .	42%	30%	35%	67%	71%	64,5%	74,5%
Übergangsf. .	17%	7%	7%	6,5%	4%	8%	3,5%
Poly.	28%	52%	41%	10,5%	18%	16%	15%
Eo.	7,5%	8%	13%	10,5%	4%	3%	4%
Mast. . . .	1%	3%	—	—	—	—	—
Myelo. . . .	4,5%	3%	4%	3%	2%	7%	2%
Türk . . .	—	—	—	0,5%	1%	1%	1%

12. 3. Den ganzen Tag über tiefe Somnolenz, allgemeines Ödem, auch die anderen Drüsen schwellen stärker an, so die Inguinaldrüsen und auch die Kubitaldrüsen. Leichte Bronchitis, oft Würg- und Brechreiz. Im Stuhl kein Blut.

13. 3. Puls- und Fieberkurve fällt wieder etwas. Allgemeinzustand unverändert. Im Röntgenbild erscheinen die Gefäßschatten auffallend breit (Drüsen?), Leib aufgetrieben, Zunahme der Milzschwellung, Stuhl nur auf Einlauf, starkes Durstgefühl, oftmals Brechreiz.

14. 3. Zustand unverändert, Kind benommen, allgemein ödematös und zyanotisch. Die Milz reicht fast bis ins große Becken, ist ziemlich hart, die Leber überschreitet den Rippenbogen in der Mamillarlinie um 3 Querfinger. Venenblut kulturell steril, im Stuhl keine Typhus- und Paratyphusbazillen.

16. 3. Entfieberung, Temperaturkurve ausgesprochen wellig, keine Besserung des klinischen Befundes.

17. 3. Neuer Fieberanstieg, Kind verfällt mehr und mehr. Toxische Atmung, die Milz reicht bis zum Nabel.

18. 3. Die Ödeme und Drüsenschwellung nehmen weiter zu, einzelne Drüsen in Taubeneigröße palpabel.

20. 3. Hochgradige Herzschwäche, dichte Stauungsbronchitis, die Milz füllt fast die ganze linke Hälfte des Abdomens aus, deutliche Venenzeichnung auf der linken Bauchseite.

21. 3. Temperatur 39°, Puls 172, Atemzüge 60, rapider Verfall und Exitus.

Urin stets spärlich, eiweißfrei, positive Diazoreaktion.

Sektionsbefund: Hyperplasie sämtlicher Körperlymphdrüsen sowie des lymphatischen Apparates im Darm. Sehr hochgradige Hyperplasie der Thymus. Sklerose der Knochenspongiosa. Myeloides Knochenmark. Hyperplastischer Milztumor. Anämie der inneren Organe. Entzündliches Ödem beider Lungen, besonders rechts mit entzündlicher Schwellung der entsprechenden Lymphdrüsen. Im Abklingen befindliche Enteritis, abgelaufene Gastritis und Kolitis mit entzündlicher Schwellung der betreffenden Lymphdrüsen. 2 Ascaris lumbricoides. Adenoide Vegetationen der hinteren Rachenwand. Hyperplasie der Bauchspeicheldrüse. Abgeheilte Ulcera duodeni.

Bakteriologisch. Milz steril.

Mikroskopisch. Rippen haben eine stark verdickte Spongiosa und sind von sehr fester Konsistenz. Kompakta beträchtlich verdickt. Schnittfläche des rechten Oberschenkelknochens: derbe Knochenschale und feste Spongiosa mit sehr geringen Mengen himbeerfarbenen Markes.

4. Hämophilie.

Willy H., $3^3/_4$ Jahre, aufgenommen 21. 4. 13, gestorben 22. 4. 13. Seit dem 6. Lebensmonat an Blutungen leidend auf Druck und Stoß, nicht beim Schneiden; wiederholt wurde schwarzer Stuhl beobachtet. Die Blutungen treten etwa alle 6 Wochen auf. In der letzten Zeit hat das Kind große Neigung zu salzigen Speisen. Vom 4. 8. 12 bis 22. 1. 13 keine Blutung, angeblich infolge von Bädern (jeden zweiten Tag 1 Pfund Nauheimer Salz), und Trinken von Sodener Salz (Sandow). Am 22. 1. Blutung in dem rechten Handgelenk infolge von Verrenkung. Seit dem 24. 3. 13 Fieber, es zeigen sich Flecken auf den Unterschenkeln, die namentlich nachts schmerzen. 4. 4. 13 Angina follicul., Bronchitis; typisches Erythema nodosum auf beiden Schienbeinen, daneben Blutungen, namentlich großer Erguß an der Innenseite des linken Oberschenkels. Besserung auf Ruhelage, Umschläge mit essigsaurer Tonerde, Salizylsäure innerlich. Andauernd Fieber. Appetitlos. 20. 4. Starke Blutungen im Nacken, äußerlich nur als gewaltige schmerzempfindliche Anschwellungen sichtbar, zunächst ohne Verfärbung der Haut. Andauernd Erbrechen.

1 Mißfall vor der Geburt des Patienten. 1 Mädchen 14 Monate nach dem Pat. geboren. Das Kind ist nicht geimpft.

21. 4. Wachsgelbes Kolorit, Schleimhäute vollständig blutleer. Farbe der Nägel an Händen und Füßen vollkommen weiß. Reichliches Fettpolster. Guter Ernährungszustand. Im Nacken eine hochgradige tumorartige Anschwellung, die auf beide Seiten des Halses übergreift und nach oben bis zu den Kieferwinkeln reicht. Die Haut im Bereich der Anschwellung ist tief dunkel blaurot verfärbt und schmerzhaft bei Berührung und Bewegung. Hinten reicht die Geschwulst links neben der Wirbelsäule bis zum unteren Winkel der Scapula, rechts bis zur Spina, nach vorn über beide Schlüsselbeine hinweg bis zur Höhe der Brustwarzen; hier auf der Brust die Haut nur leicht bläulich. Ausgedehnte Blutungen am linken Oberschenkel, die ihn fast ringförmig umgreifen und auf das Skrotum und den unteren Teil der Bauchwand übergehen. Im Bereich dieser, anscheinend älteren Blutung, erscheint die Haut blaurötlich verfärbt in verschiedenen Nuancen. Noch ältere, zum Teil abgeblaßte Blutungen am rechten Unterschenkel, auf dem linken Handrücken und am linken oberen Augenlid.

Lunge, soweit zu untersuchen, frei, jedenfalls kein Erguß. Atmung sehr beschleunigt, zeitweise Cheyne-Stockesscher Typus. Herzgrenzen nach beiden Seiten leicht verbreitert. Sehr beschleunigte Herzaktion. Töne nicht ganz rein, aber verhältnismäßig laut und kräftig. Puls 175, unregelmäßig, flatternd, aussetzend. Abdomen weich, eindrückbar. Leber nicht vergrößert, Milz eben palpabel. Schleimhaut des Mundes blaß, frei von Blutungen. Ohren frei. Pupillen weit, reagieren. Sensorium frei, doch ist Patient apathisch. Läßt Urin unter sich. Weder Urin noch Stuhl (Klistier) enthalten Blut. Andauernd unstillbares Erbrechen. Trotz wiederholter subkutaner Einführung von Gelatine, Ringerlösung, Kampfer Verschlechterung. Das Kind wird (22. 4.) plötzlich starr, beide Bulbi sind extrem nach oben gerichtet, die Atmung erlischt, während der Puls an der Art. femoral. noch längere Zeit fühlbar bleibt. Exitus.

Sektion: Hämophilie. Multiple parenchymatöse Blutungen in Unterhautzellgewebe und Muskulatur. Kleinere Darmwand- und Mediastinalblutungen. Subperikardiale Blutungen in der Hinterwand des linken Ventrikels. Verkäste Lungenherde sowie Hilusdrüsen links und Mediastinaldrüsen. Kleine bronchopneumonische Herde im linken Unterlappen. Ausgesprochenes Hirnödem. Hochgradige Anämie der inneren Organe. Hyperplasie der lymphatischen Apparate im Darm.

Die Familiengeschichte (s. Stammbaum) ergibt, daß das Kind aus einer Bluterfamilie stammt. Urgroßvater mütterlicherseits und ein Bruder verbluteten innerlich nach Sturz, ein 3jähriger Bruder der Mutter nach Behandlung mit Blutegeln. Bemerkenswert erscheint, daß auch die weiblichen Mitglieder der Familie nicht ganz frei sind. Eine Schwester der Mutter leidet an äußerst starken Menses und ist beim Extrahieren eines Zahnes beinahe verblutet. Die Mutter hatte 6 Wochen nach einem Mißfall eine so starke lebensgefährliche Blutung, wie sie der hinzugerufene Frauenarzt noch nicht beobachtet hatte. Stillung durch Auskratzung. Über ein derartig rudimentäres Vorkommen der Hämophilie beim weiblichen Geschlecht ist wiederholt berichtet worden.

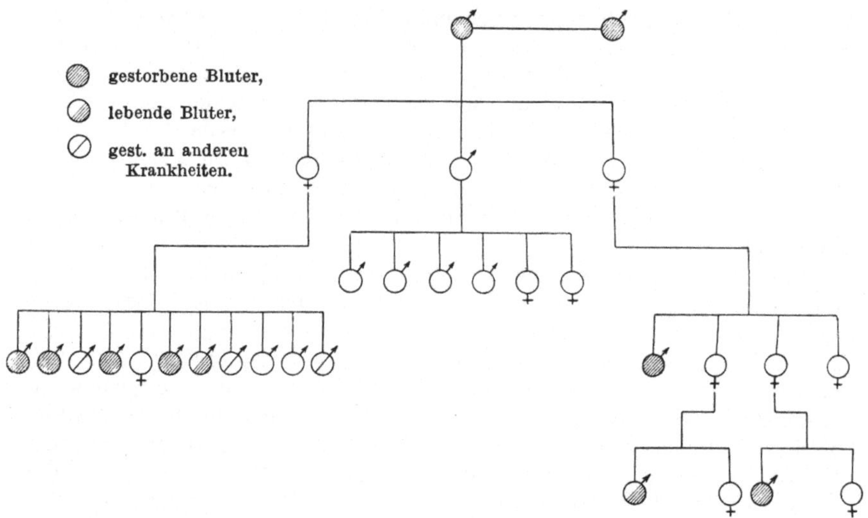

Abb. 1. Stammbaum.

Nicht zu entscheiden ist, ob es sich bei den scheibenförmigen, livid verfärbten Infiltraten auf den Schienbeinen um Erythema nodosum gehandelt hat, wie angenommen wurde, oder um Erythema induratum Bazin. Für letzteres würde der tuberkulöse Befund in den Bronchialdrüsen und in der Lunge sprechen.

5. Barlowsche Krankheit. 13/14. 4 Fälle, gest. 3.

Alter: $8^1/_2$—11 Monate.
Geschlecht: 3 Knaben, 1 Mädchen.
Zeit der Erkrankung: Mai (1), Juli (3).
Milieu: Mittelstand, nicht Proletariat. 2 Kinder bekamen Milch aus der städtischen Milchküche, 1 Schweizermilch und Maizena.

Symptome: Vermißt wurden Zahnfleischblutungen und subperiostale Hämatome. Es bestand hochgradige Blässe, Appetitlosigkeit, Unruhe, Hämaturie (2), hämorrhagische Nephritis (1), Hämatothorax (1), durch keine andere Ursache erklärbares Fieber (zwischen 37,2 und 39,0). Besserung erfolgte stets auf Barlowdiät.

Blutbild: Schwere Anämie, daneben die Zeichen einer lebhaften Hämatopoese (Auftreten von Normoblasten und Megaloblasten).

Röntgenologisch fand sich in drei Fällen der breite, wellenförmig verlaufende Schatten am Ende der Diaphyse.

Sämtliche 4 Kinder erkrankten an Lungenentzündung, 1 Kind erlag ihr, 1 starb an Diphtherie, 1 an Brechdurchfall, nur 1 Kind konnte geheilt entlassen werden. Das Sektionsergebnis war in bezug auf Barlow in einem Falle fraglich, in einem Falle wurde die Diagnose bejaht. Es fanden sich Hämorrhagien im Knochenmark und subperiostal. Das Mark war fibrös umgewandelt, besonders an der Knorpel-Knochengrenze. Die Knochenbälkchen waren verschmälert.

Folgende Fälle seien besonders hervorgehoben:

Ernst D., aufgenommen 8. 5. 13, $9^1/_2$ Monate alt. Bisher mit $^2/_3$ Milchschleim aus der Milchküche genährt. Vor $2^1/_2$ Monaten mit einer Schwester angeblich an Rachendiphtherie erkrankt (keine bakteriologische Untersuchung). Vor 14 Tagen Lungenentzündung. Seit längerer Zeit appetitlos.

Schwächlicher Knabe. Gewicht 6670 g. Temperatur 38°. Pi. —, Wa. —, Rachenabstrich auf Diphtheriebazillen —.

Gesichtsfarbe blaß-zyanotisch, Nasenflügelatmen. Ausdruck ängstlich, große Unruhe.

Fontanelle noch nicht ganz geschlossen, erheblicher Rosenkranz, stark verdickte Epiphysen.

Zunge belegt, Rachen frei. Protrusio beider Bulbi, mehr rechts. Augenhintergrund o. B. Ohren o. B.

Lungen: Absolute Dämpfung der ganzen linken Lunge, vorn in die Herzdämpfung übergehend. Traubescher Raum gedämpft. Atemgeräusch abgeschwächt, Stimmfremitus aufgehoben. Rechte Herzgrenze 2 Querfinger breit jenseits des rechten Sternalrandes.

Probepunktion: reines Blut.

9. 5. Punktion. Es werden ca. 300 ccm reines Blut entleert. Mikroskopisch Erythrocyten, vereinzelte Leukocyten und Lymphocyten. Kultur steril.

Nach der Punktion Aufhellung der Dämpfung, Zyanose geringer; Grenze des rechten Herzrandes Mitte des Sternums.

Blutbild: Hämoglobin 35%. Erythrocyten 3 080 000. Normoblasten 2,5%.

10. 5. Linke Seite noch wenig intensive Dämpfung. Punktion 100 ccm Blut.

Im Urin geringe Mengen Erythrocyten und Leukocyten.

11. 5. Unruhe hält an. Das Kind schreit bei jedem Aufnehmen, schon wenn man ans Bett tritt. Nahrungsverweigerung. Sondenfütterung.

Zahnfleisch intakt (2 untere Schneidezähne).

Röntgenaufnahme: Am Oberschenkel dunkler, breiter, wellenförmig verlaufender Streifen am Diaphysenende.

Barlowdiät.

17. 5. Urin frei von Blut. Appetitlosigkeit und Unruhe bestehen fort.

27. 5. Befinden besser. Trinkt freiwillig. Gesichtsfarbe weniger blaß. Augen nicht mehr vorgewölbt.

3. 6. In gutem Zustande entlassen.

6. 8. Wiederaufgenommen mit Pneumonie. Pi. —, Wa. —. Im Urin wieder Erythrocyten. Unruhe, Appetitlosigkeit. Röntgenologisch sieht man den Schatten der ersten Aufnahme zu einer dünnen, welligen Linie ausgeheilt und davor einen neuen breiten Barlowstreifen, der von dem ersten durch normales Knochengewebe getrennt ist.

Sofort wieder auf-Barlowdiät gesetzt. Schnelle Besserung. Die Erythrocyten sind bereits am 3. Tage aus dem Urin verschwunden. Der Hämoglobingehalt steigt von 35% auf 50%. Das Kind nimmt im Laufe von $1^1/_2$ Monaten beinahe 2 Kilo zu. Die Unruhe ist geschwunden, die Nahrung wird gern genommen.

28. 8. Plötzliche Hyperpyrexie. Temperatur 41,6°. Spritzende Stühle. Das Kind liegt blaß, apathisch im Bett, ohne zu schwitzen. Exitus. Sektion verweigert.

Epikrise: Bemerkenswert ist vor allem der Hämatothorax. Er wurde beobachtet bei verschiedenen Injektionskrankheiten (Pneumonie, Diphtherie, den hämorrhagischen Formen der akuten Exantheme) und bei hämorrhagischer Diathese (Feer, Baginsky, Koplik, Netter). Ätiologisch dürfte in unserem Falle der Hämatothorax kaum auf die vor $2^1/_2$ Monaten vorausgegangene Diphtherie zurückzuführen sein, sondern auf die Barlowsche Krankheit. Interessant ist ferner das Neuauftreten des Barlowstreifens im Röntgenbild beim Rezidiv. Der Tod kann nicht auf den Genuß infizierter roher Milch zurückgeführt werden, da ein zweites Kind im Saal dieselbe ohne Schaden trank. Vielleicht handelt es sich um eine akute Hitzeschädigung.

Differentialdiagnostisch nicht eindeutig und unklar blieb folgender Fall.

Franz W., 9 Monate alt, Sohn eines Mainschiffers. Seit Geburt auf dem Boot, das zwischen Frankfurt und Rotterdam verkehrt. Keine Mißfälle.

Nahrung: Schweizermilch und Weizenmehl. Seit 4 Wochen blaß, unruhig, empfindlich gegen Berührung, schreit jedesmal beim Windeln.

Aufnahme am 27. 7. Gut genährter Knabe. Temperatur 37,4°. Gewicht 6410 g. Gesicht von wächserner Blässe mit einem Stich ins Gelbliche. Fontanelle pfenniggroß. Kopfknochen von harter Konsistenz. Caput natiforme. Kaum fühlbarer Rosenkranz. Zwei untere Schneidezähne. Keine Zahnfleischblutungen. Milz deutlich palpabel, hart, mit scharfem Rand. Empfindlichkeit gegen Berührung. Nahrungsverweigerung, deshalb zeitweise Sondenfütterung. Urin frei. Pi. — Wa. 2 × —. Keine Kubitaldrüsen.

Blutbild: Hämoglobin 25%. Erythrocyten 1 680 000. Leukocyten 8100. Normoblasten 4%. Megaloblasten 5%. Lymphocyten 58%. Polynukleäre 35%.

Röntgenbild: Scharf umrandete Knochenkerne. Kein typischer Barlowstreifen.

Für Malaria fanden sich bei wiederholten Blutuntersuchungen keine Anhaltspunkte. Stuhl frei von Blut und Würmern. Barlowdiät.

4. 8. Keine Besserung, Unruhe, Nahrungsverweigerung. Hämoglobin 22%. Normoblasten 20%. Megaloblasten 10%.

5. 8. Bronchopneumonie. Nackensteifigkeit. Doppelseitiges Lidödem. Augenhintergrund o. B. Lumbalpunktion o. B.

10. 8. Entfieberung.

15. 8. Trinkt aus der Flasche, ist freundlicher, lächelt.

20. 8. Salvarsaninjektion 0,15 in die Kopfvene.

27. 8. Wesentliche Besserung. Wangen etwas gerötet. Keine Empfindlichkeit bei Berührung mehr. Hämoglobin 40%. Erythrocyten 2 500 000. Normoblasten 5%.

29. 8. Entlassen.

Epikrise: Die Annahme, daß eine durch Malaria oder Darmparasiten bedingte Anämie vorliege, mußte fallen gelassen werden. Für Barlowsche Erkrankung ließ sich ein Beweis nicht erbringen. Der Umstand, daß auf eine Salvarsaninjektion eine prompte Besserung eintrat, spricht trotz aller negativen sonstigen Befunde eher für latente Lues.

IV. Erkrankungen der Verdauungsorgane.

1. Ernährungsstörungen im 1. Lebensjahr.
(Zusammengestellt aus dem Jahre 1913/14.)

a) Akute Dyspepsie 147 (4 Todesfälle): alimentär 41, parenteral 93 (2 †), toxisch 14 (2 †), Krämpfe 2, Pertussis 6, ehelich 70, unehelich 77, Knaben 80, Mädchen 69.

| | Alter | | | | Zeit der Aufnahme | | |
	Al.	tox.	parent.		Al.	tox.	parent.
1. Monat	8	5	14	Januar	1	—	4
2. „	12	1	19	Februar . . .	1	0	3
3. „	12	5	16	März	2	1	4
4. „	3	1	17	April	2	0	6
5. „	2	2	6	Mai	4	1	12
6. „	2	—	11	Juni	1	2	7
7. „	—	—	5	Juli	9	—	22
8. „	—	—	1	August . . .	8	3	15
9. „	1	—	3	September . .	5	3	18
10. „	1	—	3	Oktober . . .	6	2	3
11. „	—	—	1	November . .	1	2	6
12. „	—	—	4	Dezember . .	1	—	1

Also vorzugsweise Kinder im ersten Lebensjahr und in den heißen Monaten Mai—Juli/September erkrankt.

Unter den alimentären Dyspepsien befanden sich 24 mit Symptomen der exsudativen Diathese. Von ihnen sind 18 im Hospital an sekundären Infektionen erkrankt. Von den 16 Kindern, die keine Symptome einer exsudativen Diathese gezeigt haben, sind nur 4 im Spital sekundär infiziert.

Unter den 18 exsudativen infizierten Kindern fanden sich bei 14 Desquamationen der Niere und Blase, unter den 6 nicht infizierten exsudativen nur bei 2; unter den 4 infizierten nicht exsudativen fand sich nur bei 1 Kind eine bemerkenswerte Desquamation in den Urogenitalorganen.

Unter 12 nicht infizierten nicht exsudativen Kindern wurden nur 2 mal desquamative Prozesse der Niere und Blase beobachtet.

Danach erscheint die exsudative Diathese sowohl ein prädisponierendes Moment für Infektionen zu sein als auch für die Urogenitalorgane im gewissen Sinne eine Krankheitsbereitschaft zu bedeuten.

Reparation des dyspeptischen Stadiums trat ein bei:

Eiweißmilch	23 mal
Eiweißmilchschleim	2 „
Larosan	1 „
Anfangsnahrung (Buttermilch)	2 „
Frauenmilch	4 „
Reduktion der Nahrung	2 „
(Dyspepsie an der Brust)	6 „

Ätiologie (Anamnese teilweise sehr mangelhaft).

1. Exsudative Diathese.

2. Überernährung: quantitativ, qualitativ, Neuropathie (neuropathische Unruhe als Hunger gedeutet).

Behandlung: Mit Eiweißmilch. In der Reparation bei dieser wie auch bei den folgenden Ernährungsstörungen machten wir von nachstehenden Kombinationen der Nahrung (sehr individuell) Gebrauch:

Zusatz von Tee, Fachinger oder Bouillon (Beeinflussung des Stuhls, Wasserergänzung).

Zusatz von Plasmon, Nutrose, Sahne (bei Übergängen zur Kaloriensteigerung als Belastungsprobe).

Zulage von Brei eßlöffelweise vor der Nahrung (bei Speiern — Luftschlucken).

Brustmilch mit Buttermilch, Eiweißmilch, Malzsuppe, Magermilch, Milchschleim, Larosanmilch.

Eiweißmilch mit Milchschleim oder Malzsuppe (teilweiser Ersatz des Nährzuckers durch Mehl).

Eiweißmilchschleim ($^1/_3$, $^1/_2$, $^2/_3$ Schleim — stark stopfende Wirkung, später Übergang zur reinen Eiweißmilch).

Vollmilchverdünnung mit Eichelkakao ($^1/_3$, $^1/_2$, $^2/_3$).

Plasmonmilch $^1/_2$ Liter Milch, $^1/_2$ Liter Wasser, 30 g Sahne, 15 g Plasmon (Zusatz von Nährzucker).

Milchschleim mit Malzsuppe, Milchschleim mit Buttermilch.

Unter den Hospitalinfektionen überwogen hauptsächlich die grippeartigen (Katarrhe der Luftwege: Rhinitis, Angina catarrhalis, Bronchitis) 15 mal. Angina follicularis, punctata 3 mal (jedesmal mit Otitis). Lymphadenitis 1 mal.

Unter 93 infiziert eingelieferten Dyspeptikern hatten 17 Komplikationen:

Otitis . . . . 7 mal	Bronchopneumonie . . . . 5 mal
Pyelozystitis . . . . . . 4 „	Nephritis . . . . 1 „

Die meisten Katarrhe blieben komplikationslos, eine ganze Reihe von Pfropfinfektionen (Angina, Diphtherie, Pertussis).

Besonderheiten:

Schwerer Soor der Mundschleimhaut	4 mal
Allgemeine Furunkulose (Vakzinetherapie) . . .	5 „
Stomatis aphthosa	1 „
Grippeexantheme	3 „
Frieseln	1 „
Rubeolen	1 „
Erythema toxicum	1 „

Nebenbefunde:

Vitium cordis congenitum	1 mal
Lues congenita	5 „
Mikrozephalus	1 „
Hydrozephalus	1 „
Spasmophilie	5 „
Rachitis	31 „
Exsudative Diathese	9 „

Bei einer größeren Anzahl von Dyspepsien (14) waren leichte toxische Symptome vorhanden; Abgrenzung gegen die reine Intoxikation bisweilen schwierig, nur graduelle Unterschiede. Die Behandlung bestand auch hier zunächst in 1 Hungertag, die Zuckerzulage geschah nur vorsichtig; im Urin oft Azeton, manchmal auch Diazo, seltener Zucker. Im Blut öfters Hyperglykämie. Die meisten toxischen Dyspepsien waren parenteraler Natur, 1 alimentärer. 2 Kinder verloren wir an konfluierender Bronchopneumonie. Ein Fall war bemerkenswert durch seine zahlreichen Komplikationen. Im Anschluß an eine Angina trat eine doppelseitige Mittelohrentzündung auf, daran schloß sich eine septische Allgemeinerkrankung an: seröse Meningitis (Krämpfe), Endokarditis (lautes systolisches Geräusch über der Basis), starke Milz- und Leberschwellung, Pyelitis (in der rechten Nierengegend Tumor palpabel), das Kind wurde geheilt entlassen.

b) Intoxikation.

| Alimentäre 14 | | | | Infektiöse 28 | |
| 3 † | | | | 7 † | |
Alter		Zeit	Alter	Zeit der Aufnahme	
1. Monat	1	—	3	Januar	3
2. „	2	1	6	Februar	1
3. „	4	4	4	März	2
4. „	1	8	—	April	—
5. „	2	1	3	Mai	4
6. „	—	1	2	Juni	1
7. „	1	1	1	Juli	3
8. „	—	4	1	August	—
9. „	1	1	—	September . . .	7
10. „	1	1	—	Oktober	3
11. „	1	3	—	November . . .	4
12. „	—	—	—	Dezember . . .	—

Die Todesfälle der alimentär Intoxizierten erfolgten am 2. und 3. Behandlungstage, sämtliche Kinder waren akut mit Brechdurchfall erkrankt. Die Sektion ergab in 2 Fällen nichts, in einem 3. Fall parenchymatöse Nephritis und Fettleber.

Die alimentäre Intoxikation hat sich auch bei uns als die eigentliche Domäne für die Eiweißmilch gezeigt.

Behandlung: Wasserersatz (Infusionen, Tee per Sonde, Kampfer), dabei ziemlich schnelle Entgiftung. Bereits am 2. Tag 2 stündlich kleine Dosen zuckerfreier Eiweißmilch, vorsichtige Zulage von Kohlehydrat, ev. erst am 5. oder 6. Tag.

Im Urin 2 mal Zucker, 2 mal Azeton und Diazo, 14 mal Nierenelemente und Eiweiß (Urin nicht jedesmal am 1. Tag zu erhalten). Systematische Untersuchungen haben bei uns ergeben, daß die Zuckerausscheidung sehr flüchtig sein kann, daß z. B. die Hyperglykämie schon nach 1 Infusion schnell schwinden kann. Auch hier larvierte Formen, z. B. klinisch einfache Dyspepsien, die bei der gewöhnlichen Therapie (Nahrungseinschränkung) in schwere Intoxikationen ausklangen. Zuverlässigster Führer: die Beobachtung am Krankenbett, nicht das Studium der Krankenkurve. Refraktometrische Bluteiweißwerte sehr verschieden, bald hoch, bald niedrig — Eindickung oder Verdünnung, nur verschiedene Stadien.

Die infektiösen Intoxikationen sind sicherlich häufiger als die rein alimentären und prognostisch ernster; nach unserer Erfahrung zunächst ebenso zu behandeln wie die rein alimentären. Die Herzschwäche steht mehr im Vordergrund. Die Frage der Kohlehydratzulage ist schwieriger zu beantworten; bei schließlich in Heilung übergegangenen Fällen öfters ernste Verschlimmerungen nach klinisch gerechtfertigter Vermehrung der Nahrungsmenge, speziell der Kohlehydrate. Die refraktometrischen Werte meist extremer; erfolgreichste Nahrung auch hier die Eiweißmilch. Die Todesfälle traten ein am 1., 3., 5., 6. (2 mal), 7. und 14. Tage der Behandlung. Die unmittelbare Ursache war stets Herzschwäche infolge diffuser konfluierender Bronchopneumonie. Bemerkenswert ist vielleicht der häufige Befund auf dem Sektionstisch von Fettleber.

c) Mehlnährschaden 6 (2 Todesfälle) typische Anamnese.

1. Fall. Kind mit 6 Monaten bisher nur mit $^1/_3$ Milch und $^2/_3$ Schleim ernährt. Erkrankte vorübergehend an Brechdurchfall, wird mehrere Wochen später wegen Krämpfen eingeliefert.

Aufnahmebefund: Pastöses Kind mit allgemeiner Anasarka und Spasmen in allen Extremitäten, Trismus, klonischen Krämpfen mit Bewußtlosigkeit; sehr bald nach der Aufnahme Exitus.

Sektionsbefund: Leber 130 g schwer, von gelber Farbe und derber Konsistenz, Schnittflächen gleichmäßig gelb, Gallenblase stark gefüllt. Mikroskopisch: Leberzellen sämtlich mit großtropfigem Fett angefüllt, geringe Bindegewebsvermehrung; Spirochäten nicht nachweisbar.

Diagnose: Akute gelbe Atrophie.

Die anderen Organe ohne Besonderheiten.

2. Fall. Gestorben am 3. Tage der klinischen Behandlung. Septische Erkrankung, Pyelozystitis.

Die Fälle verteilen sich folgendermaßen:

Alter		Zeit der Aufnahme	
2 Monate	1	Januar	1
3 ,,	1	Februar	1
4 ,,	1	Juni	1
5 ,,	1	August	2
6 ,,	1	Dezember	1
8 ,,	1		

Refraktometrische Bluteiweißwerte nicht bemerkenswert abweichend von der Norm.

d) Milchnährschaden 11 (1 †).

Bis auf 1 Fall alle sekundär infiziert. Ernährung stets mit Malzsuppe oder Frauenmilch.

Refraktometrische Blutbestimmungen: auffallend niedrige Werte (trotz Atrophie).

Der Todesfall betraf ein Kind mit typischer Anamnese. Blasses Kind, Rachitis, Bronchitis. Sektion: Pneumonia alba, Nephritis interstitialis, Pi. —, Wa. —. Spirochäten negativ.

Alter		Zeit der Aufnahme	
1 Monat	2		
2 ,,	1	Februar	1
3 ,,	2	März	3
4 ,,	3	April	2
5 ,,	2		
6 ,,	0		
7 ,,	0	Juli	2
8 ,,	0	August	3
9 ,,	0		
10 ,,	0	Oktober	1
11 ,,	1		
12 ,,	1		

e) Bilanzstörung 35 (2 †).

Alter		Zeit der Aufnahme	
1 Monat	 6	Januar 0	
2 ,,	 9	Februar. 4	
3 ,,	 9	März 1	
4 ,,	 2	April 3	
5 ,,	 2	Mai 1	
6 ,,	 5	Juni 1	
7 ,,	 2	Juli 5	
8 ,,	 0	August 2	
9 ,,	 0	September 4	
10 ,,	 0	Oktober 4	
11 ,,	 0	November. 4	
12 ,,	 0	Dezember 6	

Also hauptsächlich Kinder der ersten 3 Lebensmonate, die Erkrankung verteilt auf das ganze Jahr.

Von den 35 bilanzgestörten Kindern ist der größte Teil (23) sekundär infiziert.

Todesfälle:

1. Im Anschluß an eine Angina sepsisartige Allgemeinerkrankung, doppelseitige Otitis media purulenta, Bronchitis, Absteigen in die feinsten Äste, konfluierende Bronchopneumonie, Enteritis, Darmulzerationen mit Perforationen, Peritonitis.

2. Diffuse konfluierende Bronchopneumonie sämtlicher Lungenlappen.

Ernährung:

mit Frauenmilch oder Brustmilch	12 mal
mit Eiweißmilch	15 ,,
mit Malzsuppe	5 ,,
mit Buttermilch	3 ,,

Unter den bilanzgestörten Kindern befanden sich 17 Neuropathen, von denen der größte Teil (12) zu den infizierten gehört, 5 zu den schwer exsudativen.

f) Atrophie (Dekomposition).

In diesem Zustande wurden im ganzen 65 aufgenommen. Von ihnen ist fast die Hälfte (31) gestorben, 15 davon in der ersten Woche der klinischen Behandlung. Fast sämtliche sind an Infektionen zugrunde gegangen, nur 6 sind von Infektionen verschont geblieben und im Zustande der schwersten Dekomposition gestorben. 1 Fall von diesen an Ulcus duodeni.

Gestorben am:

1. Behandlungstag 6		12. Behandlungstag 1		
2. „ 1		13. „ 1		
3. „ 3		18. „ 3		
4. „ 1		21. „ 2		
5. „ 2		23. „ 1		
6. „ 1		25. „ 1		
7. „ 1		72. „ 1		
8. „ 2		82. „ 1		
10. „ 1		220. „ 1		

Das Gewicht der gestorbenen Kinder, die ausgetragen waren, betrug bei der Aufnahme:

1. Monat 1,7—2,6 kg (normal ca. 4,3)
2.   „   1,9—3,5 „ (5,6)   6. Monat 4,3—5,7 kg (7,6)
3.   „   2,5—3,0 „ (6,0)   7.   „   2,3—3,8 „ (8,2)
4.   „   2,3—4,6 „ (6,5)   12.   „   4,4   „ (10).

Es handelte sich also um stark untergewichtige Kinder.

	Alter			Zeit der Aufnahme	
1 Monat	. . . . .	6	Januar	. . . . . .	1
2 „	. . . . .	10	Februar	. . . . .	1
3 „	. . . . .	4	März	. . . . . .	1
4 „	. . . . .	3	April	. . . . . .	11
5 „	. . . . .	0	Mai	. . . .	4
6 „	. . . . .	2	Juni	. . . . . .	3
7 „	. . . . .	5	Juli	. . . . . .	2
8 „	. . . . .	0	August	. . . . .	1
9 „	. . . . .	0	September	. . . .	0
10 „	. . . . .	0	Oktober	. . . . .	4
11 „	. . . . .	C	November	. . . .	3
12 „	. . . . .	1	Dezember	. . . .	1

Also auch hier fast nur Kinder des 1. Lebenshalbjahres.

Sektionsbefunde:

Lungenerkrankungen	21 mal
Chronische Pneumonie	1 „
Atelektatische Bronchopneumonie	6 „
Konfluierende Bronchopneumonie	12 „
Lobäre Pneumonie	1 „
Konfluierende hämorrhagische Bronchopneumonie	1 „
Perikarditis	1 „
Aspirationsbronchopneumonie	1 „
Chronische hämorrhagische Nephritis (Zystenniere)	1 „

Interstitielle Nephritis . . . . 1 mal
Ulcus duodeni . . . . 1 „
Absteigender Soor (Ösophagus) . . . . 1 „

    Darmveränderung:
Hyperämie (Follikelschwellung) . . . . 13 „
Atrophie der Darmschleimhaut . . . . 7 „
Diffuse Hämorrhagien . . . . 1 „
Keine Besonderheiten . . . . 10 „

Unter den Gestorbenen befanden sich je 1 Kind mit Lues (röntgenologisch Periostitis luetica, Wa. —) und 1 Fall vom mageren Typus der exsudativen Diathese.

Bemerkenswert ist noch jener Fall, der im 6. Monat der klinischen Behandlung einer Hospitalinfektion erlag (klassischer Fall von Hospitalismus).

Anamnestisch nicht belastet. 7 Wochen alt. Draußen leicht infiziert. Im Urin Spuren Eiweiß und granulierte Zylinder. Dyspeptische Stühle.

Bei.der Aufnahme 5. 11. 3500 g schwer. Gedeiht an der Brust. Untertemperaturen. Bisweilen leichte kollapsartige Zustände.

5. 12. Fieber, Angina, Bronchitis, Durchfall, im Anschluß daran Pyelitis, allmählicher Gewichtssturz von 3800 g auf 3050 g. Erholt sich verhältnismäßig schnell. Gewicht steigt bis 3400 g.

11. 1. Fließender Schnupfen. Fieber. Abnahme (3250 g).

27. 1. Bronchopneumonie. Weitere Abnahme bis auf 3000 g. Umsetzung auf Eiweißmilch. Erholung. Zunahme bis 3400 g.

12. 2. Abermals Bronchopneumonie. Sturz bis 2900 g. Neue Erholung.

17. 3. Schnupfen, Fieber, Sturz von 3500 g auf 3000 g. Im Anschluß daran wieder Bronchopneumonie. Isolierung, nochmalige Erholung. Kind erreicht 3990 g.

24. 5. Neue Angina, Bronchopneumonie, Nephritis, Sturz bis 2800 g. Spritzende Stühle. Exitus.

Sektion: Atrophie. Chronische Pneumonie. Nephritis.

34 dekomponierte Kinder sind gebessert oder geheilt. Auch von ihnen sind fast alle (32) teilweise mit Infektionen eingeliefert, teilweise im Spital infiziert; 6 litten an schwerer Furunkulose. In 2 Fällen komplizierte die Spasmophilie das klinische Bild, 1 Fall von exsudativer Diathese. Während des dekomponierten Stadiums ziemlich häufig parenterale aufgepfropfte Dyspepsien infolge sekundärer Infektion. Bei einem großen Teil der Kinder (28) bestanden Unter-, z. T. Kollapstemperaturen.

Alter		Gewicht	Zeit der Aufnahme	
1 Monat	5	2,2—2,5	Januar	1
2 „	9	2,1—2,3	Februar.	1
3 „	6	2,6—2,8	März	1
4 „	4	3,2—4,6	April	3
5 „	3	3,6—4,5	Mai	2
6 „	3	3,8	Juni	4
7 „	0		Juli	1
8 „	2	3,4	August	6
19 „	2	3,9—4,3	September	4
10 „	0		Oktober	5
11 „	0		November.	2
2 „	0		Dezember	4

Also stark untergewichtige Kinder des ersten Lebenshalbjahres, vorzugsweise in den heißen Monaten aufgenommen.

Die Ernährung während des Reparationsstadiums fand 15 mal mit Frauenmilch statt, und zwar 4 mal mit abgespritzter Frauenmilch in Form der Allaitement mixte mit Eiweißmilch oder Malzsuppe und 11 mal mit Brustmilch und Zulage von Buttermilch. Ebenso oft waren gute Erfolge mit der Eiweißmilch zu verzeichnen, und zwar 12 mal mit reiner Eiweißmilch, 2 mal mit Eiweißmilchschleim und 1 mal in Verbindung mit Malzsuppe und Milchschleim. 4 mal mußte ein genügend langer Versuch mit Eiweißmilchernährung als erfolglos aufgegeben werden, während Frauenmilch nur ein einziges Mal versagte, und zwar handelt es sich in diesem Falle um Milchfälschung (Verdünnung mit Wasser). 2 mal wurde mit Erfolg Malzsuppe und 2 mal mit gleichem Erfolg Mehl (Präparate) gegeben.

In vielen Fällen haben sich als empfehlenswerte Übergänge der Wechsel von Eiweißmilch auf Malzsuppe (nach typischen Kalkseifenstühlen) und der Wechsel von Eiweißmilch auf Brustmilch bewährt. Sehr häufig hat sich bei diesen Kindern die heilende Wirkung der Frauenmilch erst nach Wochen gezeigt. Verschiedene Male hat eine Änderung der Konstitution nach Infektionen einen Nahrungswechsel notwendig gemacht. Wenn z. B. nach einer Grippe unter Eiweißmilchernährung die Kalkseifenstühle verschwanden und trotz längeren Abwartens und richtiger Dosierung nicht wieder auftraten. Die nach der Mikromethode von Bang gefundenen Blutzuckerwerte waren zum größten Teil erniedrigt, die refraktometrisch gefundenen Bluteiweißwerte sehr verschieden, teilweise hoch, teilweise niedrig.

Erwähnenswert sind noch einige Fälle, die klinisch leichtere Erkrankungen vortäuschten, sich aber bei einer entsprechenden Ernährung als schwere Dekompositionen entpuppten (larvierte Form). 2 mal blieb eine gewisse Zeit die Differentialdiagnose zwischen Dekomposition und Pylorospasmus offen.

Dekomposition mit Intoxikation (6): Sämtliche extrem schweren 6 Fälle sind gestorben; die superponierte Intoxikation ist stets infektiöser Natur gewesen (Grippe).

	Alter		Gewicht	Zeit der Aufnahme		Todestag Kl. Behandl.
1	Monat	1	2,6	Januar	0	2. Tag
2	„	1	2,8	Februar.	0	3. „
3	„	0	—	März	1	4. „
4	„	2	2,7—3,7	April	0	11. „ (2)
5	„	0	—	Mai	0	116. „
6	„	1	3,8	Juni	1	
7	„	0	—	Juli	2	
8	„	0	—	August	0	
9	„	0	—	September . . .	0	
10	„	0	—	Oktober	1	
11	„	1	4,0	November. . . .	0	
12	„	0	—	Dezember	1	

Ein Kind, mühsam eben aus dem dekomponierten Stadium gerettet, erlag am 116. Behandlungstage einer schwer toxischen Bronchopneumonie (Spitalinfektion).

Auch bei den infektiösen Intoxikationen — klinisch gleichend den alimentären — bisweilen hohe Hyperglykämie (Mikromethode nach Bang) — Werte von 0,2—0,3 (Glykosurie), bisweilen kein erhöhter Blutzuckergehalt (Ausscheidung von Milchzucker im Urin).

Zu den Ernährungsgestörten gehört auch eine Anzahl von Kindern, die nur wegen Erbrechen aufgenommen wurden. Sie waren zum größten Teil untergewichtig; das Erbrechen beruhte meistens auf neuropathischer Konstitution, die sich stets durch mehrere Stigmata verriet. Sehr häufig gelang es, durch ein Sedativum (Brom) die Kinder zu beruhigen und das Brechen wesentlich zu beeinflussen; mit dieser einfachen Medikation wurden die Kinder denn auch bald entlassen. Einige Male waren Leistenbrüche die Ursache des Brechens; ein Bruchband resp. die Operation schufen in diesen Fällen dauernd Abhilfe.

Eine ganze Anzahl von Kindern wurde wegen mangelhafter Gewichtszunahme aufgenommen; hier genügte eine dem Sollgewicht entsprechende Ernährung, um einen gleichmäßigen Gewichtsanstieg herbeizuführen.

Auch chronische Anorexie (teilweise zurückgeblieben nach einem Infekt, teilweise auf neuropathischer Basis) haben wir schon vor dem Ende des 1. Lebensjahres einige Male beobachtet. Der Weg, der hier zum Ziele führte, war ein sehr mannigfacher, z. T. längere Sondenfütterung, verbunden mit Magenspülungen, z. T. Ernährung mit der Kost älterer Kinder, mit dem Löffel gereicht.

Von der Frauenklinik wurde uns eine große Anzahl Neugeborener überwiesen, die bei Kuhmilchverdünnungen nicht recht gedeihen wollten, diese Kinder wurden einige Wochen an die Brust gelegt.

Abgesehen von den bereits in der Zeitschrift (siehe Arbeit Weihe-Schürer) mitgeteilten Fällen von Dysenterie, kamen sporadisch eine Anzahl von Fällen mit ruhrartigen Stühlen zur Einweisung, bei denen eine bakteriologische Untersuchung nichts Besonderes ergab. Es waren im ganzen 11 Fälle.

Es waren fast sämtlich Kinder des 1. Lebensquartals, die in den Monaten Mai bis September erkrankt waren. Bei einigen wurden die ersten blutigen Stühle erst nach einigen Wochen in der Klinik beobachtet.

Diese Enteritiden waren meist ernsterer Natur, häufig von leicht toxischen Symptomen begleitet, der Wasserverlust war stets ein sehr großer. Die refraktometrischen Blut-Eiweißuntersuchungen haben auch hier verschiedene Werte ergeben, hohe und niedrige. Die Eiweißmilch versagte manchmal; es schien mitunter ähnlich wie bei der Dysenterie ein bloßer Nahrungswechsel von günstigem Einfluß zu sein. 5 Kinder sind gestorben (2.—5. Tag), die fast moribund mit sekundären Infektionen eingeliefert waren. Ob es sich in diesen 11 Fällen einige Male nicht doch um eine Dysenterie gehandelt hat, das mag dahingestellt bleiben; ist doch der Bazillennachweis sehr schwer und vornehmlich eine Frage des Geldes, der Zeit und der Geduld (20 Kulturplatten waren einmal notwendig, ehe der bakterielle Nachweis gelang).

Der Darm zeigte bei der Sektion einige Male die typischen Veränderungen der Enteritis follicularis, andere Male nichts Besonderes.

Die Frage bleibt diskutabel, ob es enteritische Stühle ohne bakterielle Ursache gibt.

2. Dysenterie.

(Siehe Weihe und Schürer, Über die Ruhr der kleinen Kinder,
Zeitschr. f. Kinderheilk. Bd. X, 1.)

Im Sommer 1913 kamen 22 Fälle von Ruhr zur Beobachtung.
18 mal gelang der Nachweis von Pseudodysenteriebazillen im Stuhl.
4 Kinder stammten aus einem Kinderheim, 6 Erkrankungen betrafen eine Familie, 3 Übertragungen erfolgten auf der Klinik.
Von diesen Haus- und Familienendemien abgesehen, waren 11 Pri-
märerkrankungen anzunehmen. In 17 Fällen wurde Blut im Stuhl
gefunden, 7 mal erfolgten nach kürzerer oder längerer Zeit Rezidive,
5 Kinder starben. Auf die Schwierigkeiten der Differentialdiagnose,
speziell gegenüber der Darminvagination, haben wir in unserer
Arbeit hingewiesen. Daß differentialdiagnostisch auch noch andere
Momente berücksichtigt werden müssen, beweist folgender Fall,
der in unserer Arbeit nicht mehr erwähnt werden konnte.

Friedr. B., 9 Jahre alt, aufgenommen am 28. 1. Kräftiger, gut genährter Knabe, leidet seit mehreren Wochen an einem purpuraähnlichem
Ausschlag.

Das Exanthem ist auffallend symmetrisch angeordnet. Befallen
sind beide Augenlider, Hals und Nacken in einer gürtelförmigen Zone,
der Rücken nur in der Ausdehnung der Skapula, beide Schulterkappen
und die Streckseiten beider Arme, Streck- und Beugeseiten beider Beine,
Penis und beide Nates. Frei sind Stirn und Gesicht, ausgenommen die
Augenlider, Brust und Bauch und der Rücken von der Skapula abwärts
bis zum Kreuzbein. Fast frei sind Hände und Füße. Bevorzugt sind
also die Stellen der Haut, die stärkerer Spannung oder Druck ausgesetzt sind. An den Augenlidern zeigt sich ein düsterrotes, ins Livide
hinüberspielendes, über das Niveau der angrenzenden Hautpartien deutlich erhabenes diffuses Exanthem. Es verliert auf Druck seine Farbe
nicht und geht mit gelbbräunlichem Rande ins Gesunde über.

Am Halse besteht ein teils isoliertes, teils konfluierendes papulöses
Exanthem von gleich düsterroter Farbe. Auf den einzelnen Papeln
bemerkt man kleinste dunkelrote Punkte. Abgeheilte Stellen sind noch
als nicht mehr infiltrierte, gelbbraun pigmentierte, einen Stich ins Röt-
liche zeigende Verfärbungen kenntlich.

Am Rücken im Bereich der Skapula findet sich ein spärliches
diffus zerstreutes, in der Gegend des Angul. scap. med. sup. konfluierendes papulöses Exanthem von Hirsekorn- bis Linsengröße, das bei den
einzelnen Effloreszenzen alle Farbentöne vom Düsterroten bis zum Satt-
gelben zeigt.

Am dichtesten gesät ist das Exanthem an den Streckseiten der
Arme, hier ebenfalls von ausgesprochen papulösem Charakter, aber zu
fast handtellergroßen, verschieden konfigurierten Flecken zusammen-

fließend. Dazwischen finden sich zahlreiche Einzeleffloreszenzen. Der Farbenton wechselt von einer leicht rötlichbräunlichen Pigmentierung bis zum echten Blutrot. In der Nähe der Ellenbeugen sieht man auf gelbbräunlichen konfluierenden Papeln zahlreiche dichtstehende Blutpunkte. Einzelne Effloreszenzen haben den Charakter von echten Petechien, andere erinnern an Quaddeln bei Urticaria, jedoch mit hämorrhagischer Infiltration.

Ähnlich findet sich das Exanthem an den Beinen, doch etwas spärlicher und gleichmäßiger zerstreut über Streck- und Beugeseiten und ohne die großen Konfluenzen. Dagegen sind die Nates ähnlich den Oberarmen mit großen flächenhaften, suffusionsartigen Flecken symmetrisch dicht besetzt. Auch an der Unterseite des Penis und am Präputium sind einige Effloreszenzen sichtbar. An der Schleimhaut der Wangen, des harten und weichen Gaumens sind teilweise sehr dicht stehende punktförmige Blutungen sichtbar.

30. 1. Die Eruptionen an den Schulterkappen sind im Zentrum abgeblaßt. An der Peripherie besteht ein infiltrierter Rand fort, der die frühere rote Farbe zeigt, während diese in der Mitte in ein bräunliches Gelb übergeht. Patient klagt über Hautjucken.

31. 1. Das Exanthem ist stark abgeblaßt. An den Nates sieht man jetzt deutlich in den einzelnen Effloreszenzen das hellere, nicht mehr infiltrierte Zentrum von einem scharfen, teils girlandenförmigen, infiltrierten, dunkelroten Rande begrenzt.

Das Exanthem blaßt in den nächsten Tagen weiter ab, ohne daß neue Eruptionen auftreten.

4. 2. Exanthem bis auf wenige Reste abgeblaßt. Auf der Brust und an den Unterarmen treten neue Hämorrhagien auf. Stuhl geformt, enthält frischrotes Blut und Schleimfetzen.

5. 2. Patient klagt über Leibschmerzen, entleert 6 dünne Blut enthaltende Stühle. Im Urin Erythrocyten. Temperatur 38. In den nächsten Tagen erfolgen weitere blutige Stühle, in denen bei dreimaliger Untersuchung jedesmal Pseudodysenteriebazillen gefunden wurden. Das Allgemeinbefinden lag danieder, der Knabe gab dauernd Schmerzen links neben dem Nabel an. Es erfolgte mehrmaliges Erbrechen. Es traten nur noch vereinzelte Eruptionen auf dem Rücken auf.

Eine Agglutination von Blutserum mit Pseudodysenteriebazillen war negativ.

Am 18. 2. gegen ärztlichen Rat entlassen.

Die Diagnose schwankt zwischen Erythema exsudativ. multiforme hämorrhag. und Purpura urticans. Ob die Dysenterie ätiologisch für das Erythem in Frage kommt, wagen wir nach dieser vereinzelten Beobachtung nicht zu entscheiden. Unser Fall beweist, daß man purpuraartigen Erkrankungen mit blutigen Stühlen gegenüber vorsichtig sein muß, da von ihm aus zwei weitere Infektionen erfolgten.

Am 7. 3. erkrankte ein 6jähriger Knabe, der neben dem vorher beschriebenen Kinde lag, an blutigen Diarrhöen. Leider unterblieb eine rechtzeitige Stuhluntersuchung; in den späteren Stuhlgängen konnten Pseudodysenteriebazillen nicht nachgewiesen werden. Noch am 15. Krankheitstage war dem Stuhl Blut beigemengt. Von diesem Knaben aus wurde ein 4 Wochen alter Säugling infiziert, der im Nebenzimmer isoliert war. In seinen Stühlen wurden Pseudodysenteriebazillen gefunden.

3. Darminvagination und Ileus. 9 Fälle, gestorben 4.

Alter: 5 unter $^1/_2$ Jahr (2—6 Monate), 2 im 3. Lebensjahre. 1 im 4. Jahre, 1 im 6. Jahre.

Art: Invag. iliocolica 6, Invag. iliaca 1, Invag. colica 1, Ileus durch Abknickung 1.

Beginn der Symptome bei den Gestorbenen vor 1, 3, 4, 5 Tagen.

Die Geheilten befanden sich alle am 1. Tag der Erkrankung. Die Gestorbenen waren alle unter 6 Monate alt, darunter befanden sich 3 Brustkinder.

Operiert wurden 8 Fälle.

Ein Fall wurde durch Einläufe geheilt; in mehreren Fällen waren sie erfolglos. Es ergeben sich folgende Lehren:

1. Kinder im 1. Lebensjahre sind am meisten gefährdet.

2. Nur in den seltensten Fällen wird durch Massage und Einläufe eine Reposition erzielt.

3. Resektion von Darmabschnitten und Operation nach 24 Stunden verschlechtern die Prognose erheblich, namentlich im Alter unter 1 Jahr.

Hervorgehoben seien besonders folgende Fälle:

J. K., 11 Wochen, Gewicht 5540 g, gestillt. Plötzlich erkrankt mit Schmerzen (Schreien, Strampeln), Erbrechen. Seit gestern abend keinen Stuhl gehabt.

Gut genährtes Kind. Gesichtsausdruck der eines Kindes mit Brechreiz. In der rechten Unterbauchgegend Muskelspannung und zirkumskriptes Resistenzgefühl in der Tiefe. Nach hohen Einläufen und Massage in der Richtung der normalen Peristaltik plötzliches Nachlassen der Muskelspannung und Schwinden der Resistenz. Kind wird ruhig, trinkt etwas Tee und hat am Abend einen schleimigen Stuhl. In den nächsten Tagen absolut ruhiges Verhalten, trinkt wieder an der Brust.

2. Fall. F. K., 4 Monate altes, kräftiges Brustkind. Vor 5 Tagen plötzlich mehrmaliges galliges Erbrechen. Am nächsten Tage bis heute

nur schleimig-blutige Stuhlgänge ohne Fäzes-Beimengungen. Nahrungsaufnahme gering. Äußerungen von Schmerzen durch Anziehen der Beine und Schreien.

Somnolentes Kind; Augenlider halb geschlossen; Puls sehr klein, fadenförmig. Abdomen stark aufgetrieben, sehr gespannt. In der rechten Bauchseite in der Gegend des Mac Burneyschen Punktes Verhärtung und Darmsteifung. Mehrmaliger Abgang himbeergeleeartiger Stühle. Vom Rektum aus, das weit klafft, ist ein Tumor palpabel. Bei der Operation zeigt sich, daß das ganze Cöcum samt Appendix und einem großen Stück Dünndarm ins Kolon pilzförmig invaginiert ist. Die Spitze des Intussuszeps ist gangränös.

Beginnende Peritonitis. Tod 2 Stunden nach der Operation.

A. K., $2^1/_2$ Jahre. In körperlicher und geistiger Hinsicht weit zurückgebliebenes Kind. Gewicht 7170 g.

Es ist seit einiger Zeit aufgefallen, daß der Stuhlgang oft Haare enthält. Das Kind reißt sich die Haare vom Kopf, rupft Flocken von der Kolter und ißt sie. Abends Leibschmerzen, Erbrechen. Auf Einlauf entleeren sich harte Knollen Stuhl. Morgens Kind sehr mißgelaunt. Mehrere dünne, gelbe, teils schleimige Stühle, jedesmal einen Teelöffel voll. Im letzten Stuhle Haare und Blutspuren.

Im sehr weichen Abdomen findet sich zwei Querfinger unter der Leber ein pflaumengroßer Tumor, der sich verschieben läßt, oberhalb davon Darmsteifung. Rechts Druckempfindlichkeit und défense musculaire. Da weder auf Einläufe, noch Massage der Tumor verschwindet, Operation. Es findet sich ein enorm dilatiertes und hypertrophisches Kolon (Hirschsprung). Rechts etwas oberhalb der Bauhinschen Klappe apfelgroßer Tumor aus Kotmassen bestehend, der eine Abknickung bewirkt hat. Durch knetende Bewegungen gelingt es, den Kot zum Rektum zu befördern, wo er manuell entfernt wird. Heilung.

4. Pylorospasmus.

7 Fälle, gestorben 2; 1 gegen ärztlichen Rat ungeheilt entlassen.

Beginn: 6mal in der 2. und 3. Lebenswoche, 1mal mit $2^1/_2$ Monaten.

Der Pylorus war in 4 Fällen als harter, bleistiftdicker Tumor palpabel. Die Pylorussondierung wurde in 3 Fällen versucht, gelang aber nicht mit Sicherheit; in 2 Fällen war allerdings der hypertrophische Pylorus palpabel, ein Umstand, der nach Heß die Sondierung ausschließt. In beiden Fällen, die zur Sektion kamen, war auch anatomisch eine Verengerung des Lumens und erhebliche Hypertrophie des muskulären Anteiles der Pyloruswand nachweisbar (für Metallsonde eben durchgängig).

Therapie: Diät. Häufige, kleinste Mahlzeiten von Frauenmilch und Anfangsnahrung, vorsichtige Steigerung der Quantitäten zu Mengen, die nicht erbrochen werden.

Großen Wert legten wir auf subkutane Kochsalzinfusionen (täglich oder einen um den anderen Tag). Es gelang damit, die Austrocknung der Gewebe und die Gewichtsstürze aufzuhalten. Wasser oder Traubenzuckereinläufe wurden meist nur kurze Zeit vertragen (Darmreizung).

Von Medikamenten sahen wir häufig keine sicheren Erfolge. Wir versuchten:

Kleine Gaben (10—20 ccm) Karlsbader Wasser vor jeder Mahlzeit;

Novocain, $1^0/_{00}$ 3—5 mal täglich 1 Teelöffel.

Anästhesin, 3 proz., vor jeder Mahlzeit 1 Teelöffel.

Atropin innerlich und subkutan.

Papaverin, innerlich 1 proz. Lösung teelöffelweise; subkutan täglich 1 ccm einer 1 proz. Lösung.

Letztere Anwendung führte in zwei Fällen zu einem prompten Aufhören des Erbrechens. Als das Mittel kurze Zeit ausgesetzt wurde, begannen die Kinder von neuem zu erbrechen. Nach wochenlanger Applikation heilten beide Fälle, so daß von einem Erfolg des Papaverins bei subkutaner Anwendung gesprochen werden kann.

Magenspülungen mit Karlsbader Wasser und nachfolgende Sondenfütterungen hatten in einigen Fällen den Erfolg, daß die betreffenden Mahlzeiten behalten wurden.

5. Hirschsprungsche Krankheit.

Der 12 jähr. Knabe Jakob H. wird am 29. 7. 12. mit der Diagnose: „Bauchfelltuberkulose und Nephritis" eingewiesen. Er ist der 7. unter 9 Geschwistern, die gesund sein sollen. Der Vater ist chronisch lungenleidend. Pat. hat Keuchhusten und englische Krankheit überstanden. Der Leib soll immer dick gewesen sein. Er soll vor 3 Jahren wegen Nierenentzündung im Krankenhaus gewesen sein. Vor 3 Tagen Schwellung der Beine.

Größe 93 cm; Gewicht 16,5 Kilo, blaßgelbes Kolorit, Gesicht gedunsen, Haut an den unteren Extremitäten ödematös, am Bauch glänzend, gespannt. Hochgradige Rachitis des Thorax und der Extremitäten. Untere Lungengrenzen hochstehend. R. H. U. Knisterrasseln.

Herztöne unrein, Grenzen nach rechts $1^1/_2$ cm verbreitert. Abdomen kolossal aufgetrieben. Nabel verstrichen. Fluktuation nicht deutlich nachzuweisen. Leber, Milz nicht palpabel. Penis und Skrotum ödematös geschwollen. Urin: Alb. spur., Azeton +, Azetessigs. +, Indikan ++. Stühle dünn, stark stinkend. Erbrechen. Pi. +, Hämoglobin 55%. Blutdruck 125 Hg.

Therapie: Kalomel 0,15; Lichtschwitzbäder. Später wegen unregelmäßigem Puls 2 mal 0,5 Digalen. Milch, die nur löffelweis genommen wird.

31. 7. Sehr reichlicher übelriechender Stuhl, 8 mal, darauf Leib weicher. Fluktuation nachweisbar. Kein Erbrechen mehr. Milch wird gut vertragen. Harnmenge gering, 100 ccm; spezifisches Gewicht 1010. Zylinder +.

5. 8. Über beiden Lungen Rhonchi, Temper. 40,1°, große Beschwerden. Atemnot. Urinmenge 312 ccm. Urin frei von Albumen, nur Indikan +. Spuren von Leukocyten. Zunehmende Spannung der durchsichtigen Haut an Penis und Skrotum. Zur Entlastung Bauchpunktion. Entleerung von 120 ccm einer stark opaleszierenden Flüssigkeit (Eiweiß +, Rivalta +, spezifisches Gewicht 1010. Zucker +, Lymphocyten, Leukocyten, Endothelien in geringen Mengen, Tuberkelbazillen —).

Starkes Schwitzen im Lichtbad.

6. 8. 40,5° Fieber. Puls klein, sehr frequent, 180. Atmung sehr oberflächlich, beschleunigt. Patient ist apathisch, läßt Stuhl und Urin unter sich. Über rechtem Mittellappen Knisterrasseln. Digalen.

7. 8. Exitus.

Klinische Diagnose: Anämie, Rachitis, Bronchitis (Pneumonie rechts), Aszites (Nephritis?, tuberkulöse Peritonitis?).

Befund bei der Sektion: Bei Eröffnung des Abdomens entleeren sich 30 ccm klarer Flüssigkeit. Das enorm geblähte Querkolon und die Flex. sigm. liegen vor. In dem schmalen Raum zwischen den beiden Kolons liegen die Dünndarmschlingen zum Teil kollabiert. Der Durchmesser des Querkolons und des Colon sigm. beträgt 8 cm. Die Serosa des Dickdarms ist von blaßgrauer Farbe, sehr stark verdickt. Die ganze Wand des Dickdarms bei Betastung stark verdickt, und zwar ziemlich gleichmäßig, jedoch am stärksten im unteren Teil des Sigmoideums beim Eintritt ins kleine Becken. Auch ist hier der Dickdarm noch sehr stark gebläht (s. Abb. 2).

Die fibröse Kapsel läßt sich an beiden Nieren leicht und glatt abziehen. Konsistenz auffallend derb. Die Oberflächen der Nieren sind blaß, Zeichnung zwischen Rinde und Mark sehr deutlich. Die Rindensubstanz ist etwas gelbrötlich, die Marksubstanz rosarot. Erstere, leicht getrübt, enthält scheinbar Fett. Die Nieren wiegen 215 g.

Anatomische Diagnose: Schwere Rachitis, Hirschsprungsche Krankheit, hochgradige Fettleber, Nephritis?, Sinusthrombose.

Wir glaubten, das Ödem der unteren Extremitäten und den
Aszites in erster Linie auf tuberkulöse Vergrößerung von Mesen-

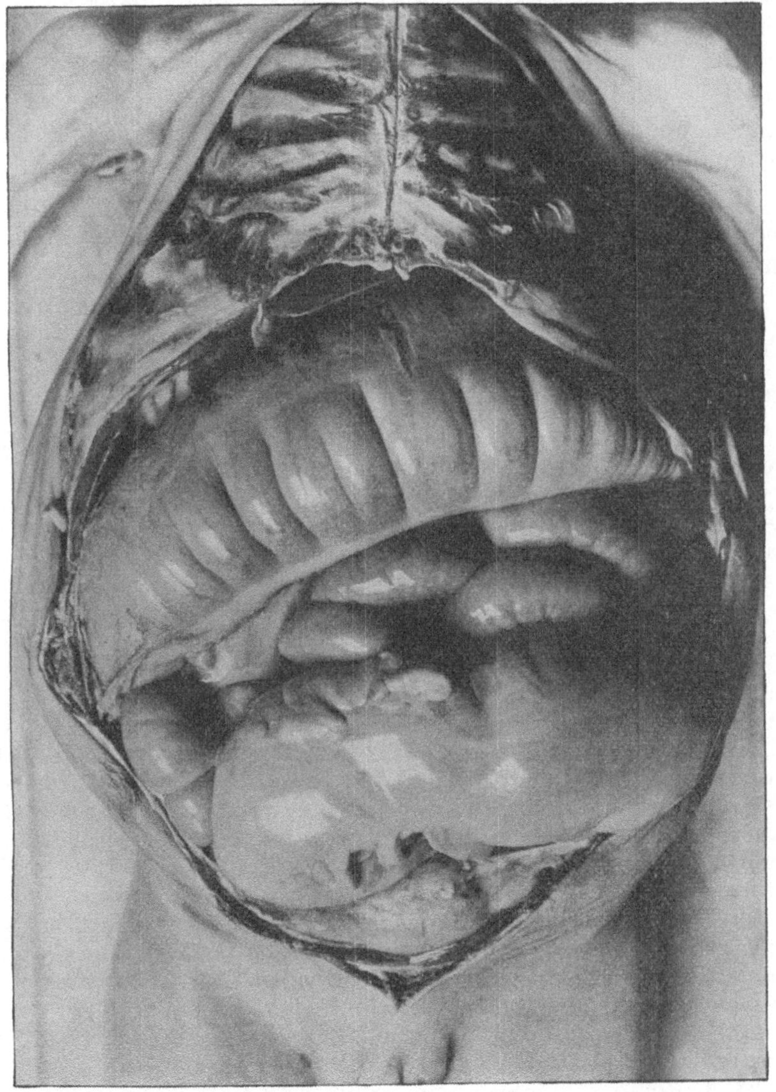

Abb. 2. Hirschsprungsche Krankheit.

terialdrüsen mit folgender Kompression der Hohlvene zurückführen
zu sollen, ebenso wie den vorübergehenden Befund von Albumen

und Zylindern im Urin, der in den letzten 6 Tagen frei war von pathologischen Bestandteilen (nur Indikan). Ob eine Nierenentzündung bestand, ist infolge Fehlens einer mikroskopischen Untersuchung der Nieren leider nicht klarzustellen.

Der Fall gehört jedenfalls zu den selten beobachteten Formen von Hirschsprungscher Krankheit, die mit allgemeinen Ödemen, Aszites und Oligurie einhergehen und, wie in unserem Fall, leicht zu Fehldiagnosen führen können.

Das schon vorher bestehende leichte Ödem des Gesichts erschwerte das Erkennen der bei der Sektion gefundenen Sinusthrombose.

Während wir also in diesem Fall nicht an Hirschsprungsche Krankheit gedacht hatten, glaubten wir bei dem Kind Karl G., 3 Jahre, aufgenommen 11. 4. 13., die Diagnose auf Erweiterung der Flex. sigmoidea stellen zu sollen.

Eingewiesen wegen Rachitis und Verdacht auf Tuberkulose und wegen zeitweise hochgradigem Meteorismus.

Viertes Kind. Vater tuberkulös. Patient trinkt täglich 2 l Milch, verweigert angeblich bisher jede andere Nahrung (?). Sprechen mit 2 Jahren, läuft und sitzt noch nicht. Keine Durchfälle, eher Verstopfung.

Gewicht 7 Kilo. Pi. +. Sehr blasses Kind (40% Hämoglobin). Schlechter Turgor. Schlaffe Muskulatur. Kein Fettpolster. Rachitis des Thorax (Kyphose) und Extremitäten (x-Beine). Lungen durch Meteorismus nach oben gedrängt, Herz o. B., Puls o. B. Abdomen ballonartig aufgetrieben. Der übrige Körper erscheint wie ein Anhängsel des Bauches. Größter Bauchumfang 55,5 cm. Durch die sehr dünnen Bauchdecken lassen sich im linken Hypochondrium mit harten Kotmassen gefüllte, im Abdomen frei bewegliche Darmschlingen palpieren. Starkes Hervortreten der Venae epigastric. Leber, Milz nicht palpabel. Anscheinend keine Schmerzen im Bauch, auch nicht bei Untersuchung. Urin frei. Drüsen submaxillar, inguinal +, axillar rechts +.

18. 4. Nach Rizinus und wiederholten Einläufen sandige mit eingedickten Kotbröckeln gemischte dünnflüssige Stühle, Einsinken des Leibes, doch kehrt Meteorismus am folgenden Tag wieder, Plätschern im Bauch. Kein Fettstuhl.

19. 4. Spontan erfolgt nie Stuhl. Trotz kalorisch reichlicher Nahrungsaufnahme Gewichtsabnahme (Malzsuppe, Grießbrei).

23. 4. Röntgenaufnahme nach Einführung eines leeren Schlauches; dieser erscheint 70 cm eingeführt, in der rechten Beckenhälfte zu einem dicken Knäuel aufgewickelt.

26. 4. 2. Röntgenaufnahme: Ein etwa kleinfingerdicker Schlauch kann ohne jeden Widerstand 75 cm vorgeschoben werden. Er muß abgeknickt sein, da eine eingegossene Wismutaufschwemmung nicht passieren kann.

Erst nachdem der Schlauch etwa 30 cm zurückgezogen, fließt die Flüssigkeit ein. Man sieht den Schlauch links von der Mittellinie gerade herauf steigen; er rollt sich dann 2 mal in 2 großen elliptischen Schlingen im unteren Teil des Abdomens auf und endet mit seinem Anfangsteil im linken Hypogastrium. In der linken Bauchseite neben dem Schlauch sieht man einen übermäßig geblähten Darmteil (Colon desc.?) verlaufen mit stark ausgebildeten Haustren.

30. 4 Ungeheilt entlassen.

Es handelte sich vermutlich um eine übermäßig ausgedehnte Flexur mit nach oben verlaufender Schlinge und langem, beweglichem Mesosigmoideum, nicht nur um meteoristisch aufgetriebenen Darm bei einem rachitischen Kind mit anscheinend falscher Ernährung.

Ob dabei eine Tuberkulose des Darmes oder der Mesenterialdrüsen (Pi. +) bestand, ließ sich nicht sicher feststellen. Auf dem Röntgenbild fand sich nur deutliche Hiluszeichnung, keine Vergrößerung der Bronchialdrüsen. Gegen eine tuberkulöse Erkrankung spricht die Angabe des jetzigen behandelnden Arztes (nach über Jahresfrist), daß der Zustand des Knaben noch unverändert fortbesteht. Stuhl erfolgt nur auf Einlauf oder Ol. ricini.

V. Erkrankungen der Harnorgane.

1. Erkrankungen der ableitenden Harnwege.

Das Alter der beobachteten 31 Kinder (20 Mädchen, 11 Knaben, also $^1/_3$ Knaben!) schwankte zwischen 1 Monat und 13 Jahren. Die meisten Fälle (12) betrafen die ersten 3 Lebensmonate. Die Verteilung über die einzelnen Monate war eine gleichmäßige (durchschnittlich 2,9) mit geringer Bevorzugung der Monate Juli und September (je 4). 9 Kinder starben. Die Erfahrung, daß man weder aus dem Ergebnis der Urinuntersuchung, noch auch meist nach den sonstigen klinischen Erscheinungen mit Sicherheit darauf schließen kann, welcher Abschnitt der Harnorgane ergriffen ist, wurde durch den anatomischen Befund bei 6 Kindern bestätigt. Nur in 2 Fällen stimmten klinische und anatomische Diagnose überein:

Helene G., 7 Wochen alt. Aufgenommen 7. 12. 12., gestorben 15. 2. 13. Seit Geburt Erbrechen bei guten Stühlen, hochgradige Atrophie. Untertemperatur. Urin frei bis 3. 1. 13, dann Albumen spur. Leukocyten und Epithelien stark +. 18 Tage vor dem Tode vereinzelte hyaline Zylinder. Therapie: Urotropin. Ringerlösung subkutan.
Klinische Diagnose: Atrophie, Cystitis.

Anatomische Diagnose: Pädatrophie, bronchopneumonische Herde im rechten Unterlappen, Cystitis, Otit. med. dupl., Nierenbecken frei, Blasenschleimhaut leicht gerötet.

Frieda F., 6 Monate. Aufgenommen 27. 7. 12, gestorben 21. 8. 12. Vor 3 Wochen Fieber, Durchfall, Husten. Bei der Aufnahme Zeichen von Gehirnreizung (Nacken-Wirbelsäulensteifigkeit, Krämpfe). Lumbalpunktion o. B. Blasses Aussehen. Nieren palpabel. Furunkulose. Urin frei. 16. 8. reiner Eiter. 18. 8. einige Erythrocyten. Leukocyten +. 19. 8. reiner Eiter. 28. 8. Exitus.

Klinische Diagnose: Furunkulose, Pyelonephritis, Bronchopneumonie.

Anatomische Diagnose: Bronchopneumonische Herde im rechten Unter- und Oberlappen, parenchymatöse Degeneration beider Nieren, Furunkulose, abgeheilte Kolitis. Beide Nieren vergrößert, Rinde breit, blaß, gequollen, von einer eigentümlich opaken Beschaffenheit.

Bei der Sektion fanden sich im allgemeinen:

Abszedierende Nephritis	2
Parenchymatöse Nephritis	2
Eitrige interstitielle Nephritis	1
Nierenvergrößerung	2
Schleimhaut des Nierenbeckens gerötet	3
„ „ „ o. B.	3
Schleimhaut der Blase gerötet	2
„ „ „ o. B.	4
Ureteren o. B.	6

In 4 Fällen wurde klinisch eine Pyelocystitis angenommen. Der Urin enthielt nur reinen Eiter, 3 mal mit vereinzelten Erythrocyten. Dagegen wurden trotz zahlreicher wiederholter Untersuchungen nur 2 mal Zylinder gefunden. Ein Kind zeigte am 3. Tag nach der Aufnahme, 14 Tage vor Einsetzen der Eiterung, an einem Tage hyaline und granulierte Zylinder. Im 2. Fall wurden am 14. Tage der Erkrankung, 18 Tage vor dem Tode, einzelne hyaline Zylinder vorübergehend gefunden (10 malige Urinuntersuchung in 32 Tagen).

Wie wenig der Urinbefund mit dem Ergebnis der Sektion übereinstimmen kann, zeigen folgende Fälle:

Walter A., 2$^1/_2$ Monate. Aufgenommen 6. 11. 13, gestorben 10. 11. 13.

Klinische Diagnose: Intoxikation, Bronchopneumonie. Otitis med. dupl., Pyelitis.

Anatomische Diagnose: Ausgebreitete Bronchopneumonie, Otitis med. dupl., Pyelonephritis dupl, Enteritis acuta.

Blasenschleimhaut fleckweise gerötet. Nierenbecken namentlich rechts gerötet. Ureteren o. B. Niere: Das Interstitium ist in ausgebreiteter Weise mit Leukocyten infiltriert. In vielen Tubulis contortis, in allen geraden Kanälchen finden sich dicke Zylinder aus abgestoßenen Epithelien und vor allem aus zum Teil gut erhaltenen, zum Teil nekrotischen Leukocyten. Die Glomeruli, das Epithel der Kanälchen und der Nierenbeckenschleimhaut zeigt keine Veränderung. Die Gefäße sind besonders in der Rinde stark erweitert und strotzend gefüllt. Eitrige interstitielle Nephritis.

Bei einem 5 tägigen Spitalaufenthalt war der Urin 3 mal untersucht worden, zuletzt am Todestag. Befund: Immer nur reiner Eiter, die ersten beiden Male mit Beimengung von Erythrocyten, keine Zylinder!

Erich G., 8 Monate. Aufgenommen 19. 2. 13, gestorben 21. 2. 13. Beginn der Erkrankung vor 3 Wochen mit Stimmritzenkrampf. Rachitis. Dauernd Karpopedalspasmen. Nackensteifigkeit, Steifigkeit der ganzen Wirbelsäule, so daß man das Kind am Kopf steif aufrichten kann. Urin: am 2. Tag reiner Eiter, am 3. nur Leukocyten +. Albumen spur. Plötzlicher Exitus.

Klinische Diagnose: Spasmophilie, Pyelocystitis.

Anatomische Diagnose: Stat. thymico-lymphat., Ureteren, Nierenbecken nicht erweitert, Blasenschleimhaut glatt, blaß, Uretermündung sondierbar, ebenso der Harnröhrenabgang nicht verengt. Nieren blaß, o. B.

Letzterer Fall beansprucht noch in anderer Hinsicht Berücksichtigung: Das Kind litt, wie auch noch in 3 weiteren Fällen beobachtet werden konnte, an Spasmophilie. Es ist einleuchtend, daß latente Tetanie, wie durch verschiedene andere akute Erkrankungen, so auch durch die eitrige Erkrankung der Harnwege manifest werden kann. Es dürfte aber auch infolge von Spasmus des Sphincter vesicae bei spasmophilen Kindern durch Stauung des Urins eine Infektion der Blase usw. begünstigt werden. Weiterhin erscheint es nicht unwahrscheinlich, daß die desquamativen Prozesse der Schleimhaut der ableitenden Harnwege, die sehr häufig bei regelmäßigen Urinuntersuchungen besonders bei Kindern mit exsudativer Diathese gefunden werden, einen günstigen Boden abgeben für die Ansiedelung von Bakterien und damit zu katarrhalischer Erkrankung der Schleimhäute, vor allem unter dem Einfluß akuter Infekte. Der Befund von spärlichen Leukocyten und Epithelien, gelegentlich auch von Erythrocyten, ist in dem Urin der krank eingelieferten Kinder etwas ganz Gewöhnliches; ab und zu, namentlich in den ersten Tagen nach der Aufnahme, wird auch vorübergehend ein oder der andere hyaline, selten granulierte Zylinder gefunden, die bisher als Zeichen einer toxischen Reizung der Nieren, der Mitbeteiligung der ausführenden Gänge und der Entzündung des Nierenbeckens aufgefaßt wurden. Wo hört (vgl. die obigen Sektionsbefunde) aber die einfache Reizung auf und wo beginnt die Entzündung der Niere? Vermutlich sind in der Mehrzahl der Fälle die Nierengewebe beteiligt, wenn auch wohl nicht immer in der Form der miliaren Abszedierung (Czerny).

Auch bei den übrigen Erkrankten, die nicht starben, wurden nur ganz selten, an einem Tage, hyaline bzw. granulierte Zylinder gefunden. Natürlich ist immer der Einwurf berechtigt, daß nicht häufig und genau genug untersucht worden ist. Um ersterem zu begegnen, bringen wir im folgenden wenigstens die Zahl der Untersuchungen von den gestorbenen Kindern, die wegen der kontrollierenden Sektionen (6) besonders wichtig sind.

Es wurden untersucht:

$$
\begin{array}{llllll}
2\,\text{mal} & \text{in} & 3 & \text{Tagen} & 1 & \text{Fall} \\
3\ \text{,,} & \text{,,} & 5 & \text{,,} & 2 & \text{Fälle} \\
3\ \text{,,} & \text{,,} & 6 & \text{,,} & 1 & \text{Fall} \\
4\ \text{,,} & \text{,,} & 9 & \text{,,} & 1 & \text{,,} \\
8\ \text{,,} & \text{,,} & 20 & \text{,,} & 1 & \text{,,} \\
10\ \text{,,} & \text{,,} & 32 & \text{,,} & \underline{1} & \text{,,} \\
 & & & & 7 & \text{Fälle}
\end{array}
$$

Wir haben dann weiter bei einem Kind tagelang 3 mal täglich den Urin untersucht (s. Tabelle) und die Leukocyten gezählt in der Hoffnung, vielleicht auf diesem Wege Aufschluß zu erhalten über den merkwürdigen Wechsel in den täglichen Befunden, den wir oftmals zu konstatieren Gelegenheit hatten. Heute enthielt der Urin reinen Eiter, morgen nur spärlich Leukocyten, Epithelien und vielleicht vereinzelte Erythrocyten und so mit größeren und kleineren Zwischenräumen fort in stetem Wechsel. Diese Schwankungen, denen wir durch häufigere Untersuchungen und Zählungen noch in 2 anderen Fällen nachgingen, kommen nun auch in den Zahlen der Tabelle deutlich zum Ausdruck. Abgesehen von der gerade bei diesen Kranken sehr verschieden großen Flüssigkeitsaufnahme kommen vermutlich Verhaltungen (durch Abknickungen, Erweiterungen, Faltenbildung usw.) neben vielleicht nur einseitiger Erkrankung der Harnorgane als Erklärung für diese auffallende Erscheinung in Betracht.

Urinuntersuchungen:

21. IV. 1. $^1/_2$10 Uhr Alb. + s. Sed. Lc. ++ Bc. +++ 1 qmm = 20 Lc.
21. „ 2.   2 „ Alb. + s. Sed. Lc. ++ Bc. +++ 1 „ = 16 Lc.
21. „ 3.   4 „ Alb. + s. Sed. Lc. ++ Bc. +++ 1 „ = 17 Lc.

22. IV. 1. $^1/_2$10 „ Alb. + s. Sed. Lc. ++ Bc. ++ . 1 „ = 18 Lc.
22. „ 2. 11 „ Alb. + s. Sed. Lc. +   Bc. ++ . 1 „ = 13 Lc.
22. „ 3.   1 „ Alb. + s. Sed. Lc. ++ Bc. ++ . 1 „ = 19 Lc.

23. IV. 1. 10 „ Alb. + s. Sed. Lc. ++ . . . . . 1 „ = 17 Lc.
23. „ 2.   4 „ Alb. + s. Sed. Lc. ++ . . . . . 1 „ = 19 Lc.
23. „ 3. $^1/_2$6 „ Alb. + s. Sed. Lc. ++ . . . . . 1 „ = 19 Lc.

24. IV. 1.   7 „ Alb. + s. Sed. reiner Eiter . . . . 1 „ = 43 Lc.
24. „ 2. $2^1/_4$ „ Alb. + s. Sed. reiner Eiter . . . 1 „ = 34 Lc.
24. „ 3.   4 „ Alb. + s. Sed. reiner Eiter . . . 1 „ = 22 Lc.

25. IV. 1. 10 „ Alb. + s. Sed. reiner Eiter . . . 1 „ = 36 Lc.
25. „ 2.   2 „ Alb. + s. Sed. reiner Eiter . . . 1 „ = 28 Lc.
25. „ 3.   6 „ Alb. + s. Sed. reiner Eiter . . . 1 „ = 23 Lc.

26. IV. 1. 10 „ Alb. + s. Sed. reiner Eiter . . . 1 „ = 31 Lc.
26. „ 2.   4 „ Alb. + s. Sed. reiner Eiter . . . 1 „ = 29 Lc.

29. IV. 1. 10 „ Alb. + s. Sed. Lc. ++ Bc. + . . 1 „ = 13 Lc.
29. „ 2. $2^1/_4$ „ Alb. + s. Sed. Lc. ++ Bc. + . . 1 „ = 18 Lc.
29. „ 3. $4^1/_2$ „ Alb. + s. Sed. Lc. ++ Bc. + . . 1 „ = 10 Lc.

30. IV. 1.   7 „ Alb. + s. Sed. Lc. ++ Bc. ++ . 1 „ = 17 Lc.
30. „ 2. 11 „ Alb. + s. Sed. Lc. ++ Bc. ++ . 1 „ = 56 Lc.
30. „ 3. $5^1/_2$ „ Alb. + s. Sed. Lc. ++ Bc. ++ . 1 „ = 19 Lc.

2. V. 1.   7 „ Alb. + s. Sed. Lc. ++ Bc. ++ . 1 „ = 15 Lc.
2. „ 2.   1 „ Alb. + s. Sed. Lc. ++
                    Epithelien + Bc. ++ . 1 „ = 14 Lc.
2. „ 3.   5 „ Alb. + s. Sed. Lc. + Bc. ++ . . 1 „ = 9 Lc.

3. V. 1.   7 „ Alb. + s. Lc. ++ Bc. ++ . . . 1 „ = 23 Lc.
3. „ 2. $1^1/_4$ „ Alb. + s. Lc. sp. Bc. ++ . . . . 1 „ = 4 Lc.

5. V. 1. $7^1/_2$. „ Alb. + s. Sed. Lc. ++ Bc. ++ . 1 „ = 16 Lc.
5. „ 2.   4 „ Alb. + s. Sed. Lc. ++ Bc. ++ . 1 „ = 10 Lc.
5. „ 3. $5^1/_2$ „ Alb. + s. Sed. Lc. ++ Bc. ++ . 1 „ = 8 Lc.

7. V. 1. $8^1/_2$ „ Alb. + s. Lc. + Bc. ++ . . . . 1 „ = 13 Lc.
7. „ 2. $5^1/_2$ „ Alb. + s. Lc. ++ Bc. ++ . . . 1 „ = 23 Lc.

10. V. 1.   9 „ Alb. + s. Sed. Lc. ++ Bc. + . . 1 „ = 36 Lc.
10. „ 2. 11 „ Alb. + s. Sed. Lc. ++ Bc. ++ . 1 „ = 15 Lc.
10. „ 3.   4 „ Alb. + s. Sed. Lc. + Bc. ++ . . 1 „ = 8 Lc.

13. V. 1.   9 „ Alb. + s. Sed. reiner Eiter . . . . 1 „ = 46 Lc.
13. „ 2.   3 „ Alb. + s. Sed. Lc. ++ Bc. ++ . 1 „ = 19 Lc.
13. „ 3.   5 „ Alb. + s. Sed. Lc. + Bc. ++ . . 1 „ = 13 Lc.

Für eine gewisse Prädisposition der Kinder mit exsudativer Diathese könnte auch der Nachweis einer erhöhten Zahl der eosinophilen Zellen im Blut eines Teiles der erkrankten Kinder sprechen. Leider wurde das Blut nur in einem Fall längere Zeit regelmäßig daraufhin untersucht, und zwar zu verschiedenen Tageszeiten. Die Werte betrugen bei 8 maliger Untersuchung durchschnittlich 6,5% Eos. (3,5—8%), in einem 2. Falle bei 2 maliger Untersuchung 4 und 10%.

Wiederholt konnten die Nieren als vergrößerte und schmerzempfindliche Tumoren palpiert werden, gewöhnlich erst nach Abklingen der stürmischen Initialsymptome mit dem Nachlassen der Bauchmuskelspannung oder des Meteorismus. 2 mal wurde dieser Befund durch die Sektion bestätigt. Unter den klinischen Symptomen traten in den Berichtsjahren die nervösen Erscheinungen (Nacken-, Wirbelsäulensteifigkeit 6 mal, Krämpfe 7 mal) neben andauerndem Erbrechen in den Vordergrund und gaben gelegentlich Veranlassung zur Vornahme von Lumbalpunktionen, um Meningitis ausschließen zu können.

Die Art der krankheitserregenden Bakterien wurde in 10 Fällen festgestellt (Hygienisches Institut). Bei 7 Kindern handelte es sich um Bact. coli, bei 3 um Bact. paracoli.

2 mal wurde bei Kindern, die mit toxischen Symptomen eingeliefert wurden, im Hungerzustand eine Hyperglykämie nachgewiesen (0,114 und 0,12%). Refraktometrische Bluteiweißbestimmungen wurden in 2 Fällen vorgenommen. Die Werte schwankten bei 8 Untersuchungen in 19 Tagen zwischen 6,2 und 7% und bei 7 Untersuchungen in 16 Tagen zwischen 7,5, 6,1 und 7,5%, waren also normal.

Hinsichtlich der Beurteilung der Wirkung von Medikamenten kann man sich nach unserer Erfahrung nicht kritisch genug verhalten. Die vielfachen Widersprüche der Autoren bei der Anwendung der einzelnen Heilmittel erklären sich zum Teil sicher durch die Verschiedenheit der Krankheitszustände, die unter den Namen: Pyelocystitis, Pyelonephritis usw. zusammengefaßt werden, die sich einstweilen klinisch auch schwer unterscheiden lassen. Der so verschiedene Verlauf ist zum Teil wohl bedingt durch die Verschiedenheit der ätiologisch in Betracht kommenden Bakterien. Andererseits ist er begründet in der Konstitution der betroffenen Kinder. Die gleiche Affektion der Harnwege wird gefährlicher sich gestalten, wenn sie bei einem Kind mit Tetanie eintritt, sie wird schwerer verlaufen und Neigung zum Chronischwerden haben bei Patienten mit exsudativer Diathese oder bei schwachen Frühgeborenen, bei denen wir die Krankheit ohne jede höhere Temperatur sich abspielen sahen usw. Bei einer Anzahl von Kindern heilte die Erkrankung ohne alle Therapie von selbst aus. Wenn wir trotzdem die üblichen Mittel anwenden, so geschieht dies mehr in dem Gedanken, nichts versäumt zu haben. Früher gaben wir hauptsächlich Urotropin und Salol (bei Säuglingen 0,2—0,25 3—5 mal täglich), jetzt in 3 tägigem Turnus meist abwechselnd Borovertin und Urotropin. An die desinfizierende Wirkung dieser Mittel in diesen Dosen glauben wir nicht recht. Vielmehr dürften sie dadurch wirksam sein, daß sie einen umstimmenden Einfluß auf das Wachstum der Bakterien auszuüben vermögen, diesen gleichsam den für ihre Entwicklung günstigen Boden entziehen. Dies wird wohl auch der Grund sein, der es vorteilhaft erscheinen läßt, die Mittel häufig zu wechseln und dadurch eine Resistenzvermehrung der Bakterien zu vermeiden. Bald wird empfohlen, den Urin alkalisch zu machen mit alkalischen Wässern, Kali citric. usw. und durch vieles Durchspülen von Flüssigkeiten den Körper von den krankhaften Bestandteilen zu säubern. Andererseits wieder sucht man durch Säuerung und Konzentration des Urins (Meyer-Betz) das Bakterienwachstum zu beschränken. Auch über die Vaccination gehen die Meinungen auseinander. Während wir (nach Much) mehr die subakuten und chronischen Fälle damit behandelten, scheint neuerdings eine Behandlung der frischen Erkrankungen empfohlen (Thomson) zu werden. Wir haben 4 von den 31 Kindern vacciniert. Vielleicht haben wir zu geringe Dosen genommen (2—10 Millionen in 3—4 Injektionen) oder nicht lange genug diese Therapie fortgesetzt, jedenfalls haben wir keine definitive Heilung gesehen. Das wichtigste scheint auch uns eine möglichst reichliche Flüssigkeitsaufnahme zu sein. Wir suchten dies durch Zufuhr von Wasser vom Magen und Darm aus, sowie durch Infusionen zu erreichen. Eine große Kunst ist es bekanntlich, diese Kinder zu ernähren, namentlich bei der intestinalen Form; einen Vorzug eines bestimmten Nahrungsmittels, das für alle Fälle sich eignet, konnten wir nicht herausfinden. Die einzuschlagende Diät muß von Fall zu Fall bestimmt werden (Gavage).

Von Blasenspülungen, die wir früher häufig angewandt haben,

sind wir völlig abgekommen, nachdem wir uns von ihrer Zweck-
losigkeit überzeugt haben. Eine Alkalisierung des Urins durch
Malzsuppe (Nothmann) konnten wir nicht nachweisen.

2. Nephritis.

Im folgenden sind die toxischen Nephrosen, die bei jeder fieber-
haften Erkrankung als passagere Nebenerscheinung beobachtet
werden, nicht berücksichtigt.

Zur Aufnahme gelangten insgesamt 18 Fälle: 11 akute und
7 chronische.

Von den akuten Nephritiden wurden 7 als geheilt entlassen,
die Ätiologie war in 3 Fällen unbekannt, 3 mal war nachweisbar
Scharlach, 1 mal eine Angina follicularis vorausgegangen.

2 Fälle waren durch Urämie (eklamptische und psychotische Form)
kompliziert. Das eine Mal handelte es sich um ein 12 jähriges Mädchen,
das 3 Wochen vor der Aufnahme, angeblich nach dem Genuß ver-
dorbener Nahrungsmittel, mit mumpsartigen Erscheinungen plötzlich
erkrankte. Im Verlauf Erbrechen, Kopfschmerzen, Durchfälle, Krämpfe.

Aufnahmebefund: Großes kräftiges Kind, gut genährt. Keine
Ödeme. Innere Organe o. B. — Somnolenz. Urinretention, im Urin
Eiweiß, granulierte Zylinder. Blutdruck erhöht, 135 Hg. Unter Licht-
schwitzbädern Besserung der Diurese und schnelles Schwinden der
urämischen Symptome. Langsames Abklingen der Nephritis. — Geheilt
entlassen.

In einer anderen Form verlief bei einem 5 jährigen Mädchen die
mit Urämie komplizierte Nephritis.

Nach einer Halsentzündung erkrankte es plötzlich mit Anschwellungen
im Gesicht und an den Beinen.

Aufnahmebefund: Diffus am ganzen Körper Hautschuppungen,
am stärksten an den Handteller und Fußsohlen, allgemeine Anasarka,
Transsudat in beiden Pleurahöhlen, Aszites.

Verlauf: Auf Reduktion der Nahrungsflüssigkeit (600—800 ccm
Milch) allmähliche Entwässerung des Körpers auf dem Wege der
Diurese (1000—1300 ccm).

Plötzlich nach 2$^1/_2$ Wochen Nachlassen der Diurese, begleitet von
einer auffallenden Veränderung im Wesen des Kindes. Kind still, apathisch, gießt Urin und Getränke zum Fenster hinaus, will sogar Urin
trinken. Dieser Zustand dauerte über 4 Tage. Mit einsetzender Harnflut plötzlicher Umschlag, Kind lacht und spielt.

Therapeutisch genügte in allen Fällen zur Bekämpfung sowohl
der ernsten urämischen Symptome, als auch der renalen Insuffi-
zienz leichte Anregung (mechanisch und medikamentös) der

Diaphorese und Diurese (heiße Wasserbäder, elektrische **Bäder**, Diuretin, Digalen, Hochlagerung nach Jehle).

2 mal ist der hämorrhagische Charakter nach interner Verabfolgung kleiner Dosen von Acid. nitr. (1,5 : 150 teelöffelweise) geschwunden (**Wunderlich, Heubner**). Ob post oder propter, mag offenbleiben. In beiden Fällen waren die stürmischen Erscheinungen bereits abgeklungen, und es fanden sich im Urinsediment ziemlich konstant neben einzelnen Zylindern zahlreiche Erythrocyten. Verschiedene andere Male ist jedoch ein therapeutischer Erfolg mit Acid. nitr. nicht zu erzielen gewesen.

4 Fälle wurden als nur wesentlich gebessert entlassen; Ätiologie: 2 mal Scharlach, 1 mal Angina follicularis, 1 mal unbekannt. Bei sämtlichen fanden sich mehrere Wochen hindurch immer wieder gelegentlich Spuren von Eiweiß und einzelne Nierenelemente (Erythrocyten, granulierte Zylinder) im Urin. Auch in dieser Gruppe ist ein Fall von Urämie zu verzeichnen.

Ein 7 jähriges Mädchen erkrankte 8 Tage nach einer Halsentzündung an Erbrechen und Durchfällen. 10 Tage später stellten sich allgemeine, mit Bewußtlosigkeit einhergehende Krämpfe ein, die stundenlang andauerten. Diese Krämpfe wiederholten und häuften sich derart, daß die Einweisung erfolgte.

Aufnahmebefund: Kräftiges, blasses Kind, tief benommen, mit leichten Ödemen an beiden Beinen, häufiges Aufschreien und Zähneknirschen, wiederholtes Erbrechen. Am nächsten Morgen allgemeine klonische, epileptiforme Krämpfe. Kind läßt Urin und Stuhl unter sich.

Lumbalpunktat o. B. Urin durch Katheter gewonnen, enthält große Mengen Eiweiß und massenhaft Erythrocyten, chemische Blutreaktion stark positiv. Venenpunktion 100 ccm Blut.

Nach dem Aderlaß einige Stunden höchster Aufregung und motorischer Unruhe; danach tiefer Schlaf; beim Erwachen völlig klar, Amnesie. Unter Milchdiät (Verordnung ähnlich Karell) und diaphoretischen Maßnahmen sehr bald normale Diurese. Ausgang in intermittierende Albuminurie mit abwechselnd spärlichen Erythrocyten und Zylindern.

Bei einem anderen Fall von akuter Nephritis wurden funktionelle Prüfungen im Stadium der Kompensation vorgenommen. Das in der Nahrung aufgenommene Kochsalz wurde nur zum kleinen Teil retiniert, 5 g superponiertes Kochsalz dagegen über die Hälfte; auch die Wasserausscheidung war noch beeinträchtigt.

In allen diesen 4 Fällen überwog der hämorrhagische Charakter. Heilung schien, wenn die Eltern die nötige Geduld zum Warten gehabt hätten, in der Klinik nicht ausgeschlossen; es ist aber auch möglich, daß derartige Fälle in jene nicht maligne chronisch hämorrhagische Form ausklingen, die Herbst sehr häufig beobachtet hat.

Mehrere Male haben wir in diesen akuten Fällen mit einhergehenden Ödemen refraktometrische Eiweißbestimmungen des Blutes gemacht; die Werte waren stets um 8%, also eher etwas höher als normal (in Gegensatz zu Reiss), d. h. die Wasserretention beschränkte sich auf die Gewebe, und es bestand eine leichte Eindickung des Blutes. Mit dem Schwinden der Ödeme sank der Eiweißgehalt zur normalen Höhe um 7,5%:

Keine Anhaltspunkte in den Fällen mit Urämie für eine Konstitutionsanomalie (Neuropathie, Czerny.)

Chronische Nephrosen wurden insgesamt 7 aufgenommen. Ein Fall betraf einen $3^1/_2$ jährigen Knaben mit chronischer Schwellniere, der zum erstenmal vor $^1/_2$ Jahr mit Ödemen erkrankt war und seitdem öfters wegen Erbrechen und Anschwellung an den Beinen bettlägerig war. In einer solchen Attacke wurde er aufgenommen.

Es handelte sich um ein kräftig gebautes Kind mit allgemeinem Hydrops der Haut (Entstellung des Gesichts und Genitalien durch Anschwellungen) und Höhlenwassersucht (Aszites, Pleuraergüsse). Urin äußerst spärlich, Albumengehalt $20^0/_{00}$ Eßbach, im Sediment zahlreiche Zylinder jeder Art. Der Eiweißgehalt sank in den nächsten Tagen auf einige Promille, erreichte aber am 16. Tage der Behandlung wieder eine Höhe von $18^0/_{00}$. Das Kind machte, als die akuten Erscheinungen vorüber waren, einen äußerst matten und hinfälligen Eindruck; im weiteren Verlauf stellten sich profuse Diarrhöen ein. 12 Tage nach der Aufnahme, als die Ödeme schon etwas zurückgegangen waren, traten vorübergehend urotoxische Symptome auf: Erbrechen, Kopfschmerzen; nach 4 Wochen war das akute Stadium abgeklungen, und es trat eine sichtbare Wendung zum Besseren ein (Heubner). Es fanden sich nur noch Spuren von Eiweiß im Urin und spärliche Nierenelemente; allerdings zeigten sich immer wieder kleine Exazerbationen. Das Kind aquirierte in der Klinik Scharlach und ging deshalb der weiteren Beobachtung verloren. Therapeutisch kamen in diesem Fall Digitalis, Digalen, Diuretin, Wannenbäder und elektrische Schwitzbäder in Anwendung.

Zwei chronische Nephrosen haben wir als Nebenbefunde bei tuberkulösen Kindern beobachtet. Das eine von ihnen war ein $1^3/_4$ Jahre alter Knabe, der schon einmal wegen Bronchialdrüsentuberkulose 3 Monate in klinischer Beobachtung sich befand und bei dem ständig im Urin Erythrocyten und granulierte Zylinder gefunden wurden. 4 Wochen nach seiner Entlassung wurde er abermals wegen Skrofulose eingewiesen.

Aufnahmebefund: Conjunctivitis phlytaenulosa, skrofulöses Ekzem um die Nasenöffnung und Mundwinkel, Pi. ++, perkutorisch und röntgenologisch nachweisbare Bronchialdrüsen. Im Urin ständig Spuren von Albumen, granulierte und hyaline Zylinder, Erythrocyten.

Der andere Fall betraf ein 6jähriges Mädchen mit Bronchialdrüsen- und Bauchfelltuberkulose; hier überwog der hämorrhagische Charakter, daneben fanden sich aber stets einzelne granulierte und hyaline Zylinder, Eiweißgehalt nach Eßbach nicht meßbar. Dieser Befund änderte sich innerhalb 3 Monate nicht.

Das jüngste Kind mit chronischer Nephritis war 15 Monate alt. 2mal befand es sich in der Klinik. Während einer Dauer von 5 Monaten war der Urinbefund immer der gleiche: Spuren von Eiweiß, Erythrocyten ++, granulierte, hyaline Zylinder +. Anhaltspunkte für Lues oder Tuberkulose fanden sich nicht.

2 Fälle einer nicht ganz gewöhnlichen Pädonephritis wurden beobachtet.

Der eine war schon 5 Monate vor seiner Aufnahme in die Klinik wegen Nierenentzündung behandelt worden; wahrscheinlich hat er damals eine Scharlacherkrankung überstanden. Er wurde hier $1\frac{1}{2}$ Monate beobachtet, der Eiweißgehalt stieg nur bis 3 $^0/_{00}$, es fanden sich stets einzelne granulierte Zylinder und Erythrocyten im Sediment, die Tagesmenge hielt sich in normalen Grenzen. Bei der Aufnahme hatte er leichte Ödeme, die Tonsillen waren entzündlich gerötet und geschwollen. Es handelte sich hier wohl um eine chronische benigne Form, die infolge eines akuten Infekts leicht exazerbierte.

Etwas andere Verhältnisse lagen bei einem 10jährigen Knaben vor, der 2 Monate in klinischer Behandlung war. Aus der Anamnese war bemerkenswert, daß er öfters Halsentzündungen mit Anschwellungen im Gesicht und an den Beinen hatte.

Aufnahmebefund: Blasser kräftiger Knabe mit allgemeinem Ödem der Haut und Aszites. Herzgrenzen nach links und rechts deutlich verbreitert, blasendes systolisches Geräusch über Spitze und Basis. 2. Gefäßtöne akzentuiert, Pi. +. Urinbefund: Menge normal, Alb. ++, Blut chem. +, im Sediment Erythrocyten ++, granulierte und hyaline Zylinder +. Entwässerung des Organismus durch Digalen und Milch (800 pro die). Innerhalb 7 Wochen ständig hoher Blutdruck, Puls leicht gespannt, Urinmenge 1000—1500, Eiweißgehalt nur minimal, gelegentlich Erythrocyten und granulierte Zylinder.

Es handelt sich hier um eine Form von Pädonephritis, die durch akute Infekte hämorrhagisch exazerbierte und bei der interstitielle Prozesse in den Vordergrund traten.

4*

Auch bei einzelnen chronischen Nephrosen haben wir refraktometrische Bestimmungen des Bluteiweißgehaltes gemacht und sowohl im Stadium der Dekompensation, als auch während der Kompensation normale und etwas höhere Werte gefunden — 7,5—8% (Reiss).

Der letzte schwer einzureihende Fall bietet einen gewissen Übergang zu den Pyelitiden.

Ein 5jähriges Mädchen erkrankte 4 Wochen vor seiner Aufnahme an einer Halsentzündung, im Anschluß daran trat eine Schwellung des rechten Armes auf; das Ödem verbreitete sich über den ganzen Körper, und es gesellte sich allgemeine Höhlenwassersucht hinzu; der Urin war sehr stark eiweißhaltig und enthielt nur gelegentlich einzelne hyaline Zylinder. Zeitweise Kopfschmerzen und Erbrechen.

Aufnahmebefund: Kind entstellt durch sehr starke allgemeine Ödeme, Höhlenhydrops; Urinretention (160 ccm), Eiweißgehalt des 4fach verdünnten Urins 12⁰/₀₀, im Sediment Leukocyten, Erythrocyten und Bakterien (Kultur: Proteus).

Verlauf: Das Kind blieb 4 Wochen in klinischer Behandlung. Blutdruck nicht erhöht, die Zystoskopie ergibt normale Verhältnisse. Zur Bekämpfung der Ödeme und Anregung der Diurese kamen zahlreiche Medikationen in Anwendung: Aderlaß (80 ccm), Diuretin, Digalen, Kalomel, Species diureticae, Schwitzpackungen, Bäder, elektrische Bäder. Im weiteren Verlaufe urotoxische Symptome; vorübergehend auch Herzschwäche. Im Urin, dessen Eiweißgehalt bei 4facher Verdünnung bis auf 15⁰/₀₀ anstieg, erschien am 4. Tag reiner Eiter, der aber bald wieder schwand; nur ganz gelegentlich wurden hyaline Zylinder gefunden, die aber dann in großen Massen ausgeschwemmt wurden. Infolge der hochgradigen Stauung kam es im Leberkreislauf zu Störungen, und es bildete sich in der Bauchwand eine Caput-medusae-artige Venenzeichnung aus, die bestehen geblieben ist. Das Kind wurde mit 6⁰/₀₀ Eiweiß entlassen, die Ödeme waren nur teilweise geschwunden, im Urinsediment fanden sich gegen Schluß nur noch einzelne Leukocyten, Erythrocyten und hyaline Zylinder, granulierte Zylinder sind nie gefunden worden. Nach Heublumenbädern sind in der Privatbehandlung die Ödeme völlig geschwunden, zurückgeblieben ist eine leichte chronische Albuminurie und Bakteriurie. Am Abdomen, Ober- und Unterschenkel sind außer der Venenzeichnung zahlreiche dichte Striae-gravidarum-ähnliche Riefenbildungen noch zu sehen (subkutane Einrisse bei der enormen Spannung der Haut durch den Aszites und die Ödeme).

Man geht wohl nicht fehl, wenn man in diesem Falle eine an eine Pyelitis sich anschließende Nephrose annimmt.

Urinbefund (3. 6. 14) nachdem vor 4 Wochen Diphtherie überstanden: Albumen opaleszierend, Bakterien +, Leukocyten +, ausgelaugte Erythrocyten, Zylindroide, Platten- und Blasenepithelien.

VI. Erkrankungen des Nervensystems.

1. Chorea.

Mit der Einweisung der Chorea in diese Rubrik wollen wir nicht ihren rheumatischen Charakter völlig leugnen. Denn wir haben die Chorea als echte Rheumatose und als rheumatisches Äquivalent beobachtet.

Die beobachteten Fälle boten im einzelnen klinisch keine Besonderheiten dar. Die Behandlung bestand in möglichstem Isolieren und Ignorieren des Patienten. Innerlich zunächst meist Adalin, dann Arsenik (Maxquelle oder Liq. Fowleri) bis zu möglichst großen Dosen steigend. Daneben tägliche Packungen. Baldige Vornahme von Fixierübungen (durch Schwedin), sanften Streichungen, die einen sehr beruhigenden Einfluß ausüben und Widerstandsbewegungen mit anfangs sehr leichten Widerständen, alles mit großer Vorsicht ohne jede Überanstrengung des Kindes. Später Legespiele, schließlich Schreibübungen.

2. Spasmophile Diathese.

In Frankfurt ist die Spasmophilie eine häufige Krankheit.

1912/13 30 Fälle, 1913/14 34 (1?) Fälle.

Die Verteilung auf die einzelnen Monate war folgende:

	1912/13	1913/14
Januar	5	5
Februar	9	5
März	6	3
April	1	3
Mai	—	4
Juni	1	3
Juli	2	1
August	—	1
September	1	1
Oktober	1	2
November	3	5
Dezember	1	1

Symptome: Die elektrische Überregbarkeit wurde in 26 Fällen geprüft. Die Prüfung konnte bei infektionsverdächtigen Fällen wegen Isolierung nicht vorgenommen werden. In den vor einer Einleitung einer Therapie untersuchten Fällen wurde nur einmal eine Steigerung der Erregbarkeit (KÖZ > 5,0) vermißt.

Fazialisphänomen . . . . 49 + 15 —
Laryngospasmus 38
Karpopedalspasmen 19
Eklampsie 11

Komplikationen mit anderen Krankheiten: In 60 Fällen bestand Rachitis; 4 mal war sie nicht nachweisbar. Diese 4 Kinder standen in einem sehr jugendlichen Alter (3—3$^1/_2$ Monate), so daß die Rachitis noch nicht zu klinisch wahrnehmbaren Symptomen geführt zu haben brauchte. 1 von ihnen wurde im Alter von 7 Monaten mit klinisch manifester Rachitis wieder aufgenommen.

In der Hälfte der Fälle bestand floride oder abgelaufene Schädelrachitis (Kraniotabes, Caput quadratum).

Bronchopneumonie 7
Pertussis 6
Grippe 5
Bronchialdrüsentuberkulose 1
Pyelitis 1
Dyspepsie 4
Intoxikation 2

Mortalität: 7 Kinder. Nur bei den ersten 4 Kindern war die Spasmophilie Todesursache.

Pyelitis, blasse Asphyxie (Herztetanie?) 1
Krämpfe 2
Bronchopneumonie, Tod im laryngospastischem Anfall 1
Bronchopneumonie 2
Barlow, Bronchopneumonie 1

Sektionsbefunde: In 3 Fällen wurden makroskopisch und mikroskopisch die Epithelkörperchen untersucht.

1. Status thymolymphaticus. Thymus 23 g. Schwellung der Darmfollikel und der Mesenterialdrüsen. Epithelkörperchen intakt.

2. Epithelkörperchen frei von Blutungen.

3. Barlowsche Krankheit, Bronchopneumonie, Nephritis haemorrhagica. Blutungen in der Milz, kleinste Blutungen in der Darmschleimhaut. Epithelkörperchen frei von Blutungen.

Bei 3 Kindern setzte die Tetanie nach starken Gewichtszunahmen ganz akut ein (Wasserretention). Es waren Darmkatarrhe mit erheblichen Gewichtsstürzen vorausgegangen.

1. Marie D., 6 Monate, Gewicht 4700 g. Unter hohem intermittierendem Fieber, bei spritzenden Stühlen in 6 Tagen Gewichtsabnahme von 730 g. Diät: Eiweißmilch. Darauf in 4 Tagen steiler Gewichts-

anstieg von 280 g. Ausbruch einer schweren Tetanie: Karpopedalspasmen, Fazialisphänomen. Eine elektrische Übererregbarkeit ist
bei wiederholter Prüfung nicht nachweisbar (KÖZ < 5,0).

2. Paul B., 13 Monate, Gewicht 8100. Foudroyanter, mit Krämpfen
und unter den Zeichen von Herzschwäche verlaufender Darmkatarrh.
Innerhalb 8 Tage Gewichtsverluste von 740 g. Da bei Eiweißmilch
keine Besserung eintritt, auf Buttermilch umgesetzt. Daraufhin erfolgt ein steiler Gewichts-
anstieg von 650 g in 5 Tagen
Akuter Ausbruch von Te-
tanie. Karpopedalspasmen,
Fazialisphänomen.

3. Anna P., aufgenommen
12. 2. Seit 4 Wochen (?)
Durchfälle, Gewichtsab-
nahme. Wurde fast aus-
schließlich mit Haferschleim
ernährt, daneben Ei und
Fleisch.

8jähriges Mädchen, das
der körperlichen und gei-
stigen Entwicklung nach
einem 3jährigen entspricht.
Heubner-Herterscher In-
fantilismus. Länge 77 ccm
(—41,0). Gewicht 8,5 kg
(—14,5) (s. Abb. 3).

Trichterbrust, Genu val-
gum, stark aufgetriebener
Leib mit deutlicher Venenzeichnung. Sehr dünne
Bauchdecken. Kann sitzen,
aber nicht stehen. Bron-
chitis.

Fazialisphänomen —.
Pi. —.

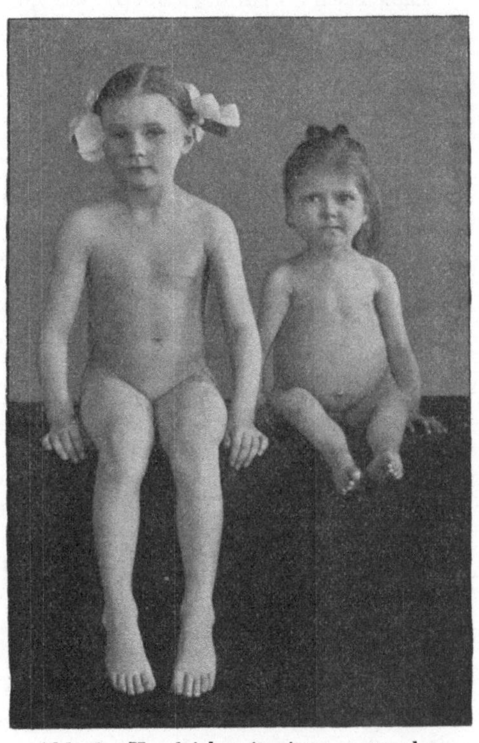

Abb. 3. Vergleich mit einem normalen
8jährigen Mädchen.

Röntgenaufnahme der Knochen: Abgeheilte Rachitis. Atrophie.

Nahrung: Larosanmilch, Gelbei mit Rotwein, feingeschnittener
Schinken, Quark mit Toast.

13. 2. Stühle spritzend, stinkend.

16. 2. Zunahme von 490 g. Stühle haben sich kontinuierlich gebessert. Heute ein gut geformter Kalkseifenstuhl.

Kind ist im Gesicht gedunsten. Ödeme der Vorderarme, Hände und
Fußrücken, Karpopedalspasmen. Sehr lebhaftes Fazialisphänomen.

17. 2. Zunahme von 200 g.

Schmerzhafte Karpopedalspasmen, so daß das Kind wimmert.

Elektrische Prüfung: KSZ bei 0,25, geht bei 1,5 in Tetanus über. Verordnet: Calc. chlorat. 5% 3 × 5 ccm, 3 × $^1/_2$ Ureabromintablette.

Schon nach 4 Stunden lassen die Spasmen nach, so daß das Kind den Eßlöffel wieder zu Munde führen kann.

18. 2. Abnahme von 170 g. Ödeme geschwunden; nur noch geringe Tetaniehaltung der Hände und Füße.

Elektrische Prüfung: KÖZ bei 3,0.

21. 2. Keine Spasmen mehr. Fazialisphänomen negativ. KÖZ bei 3,5.

22. 2. KÖZ bei 4,5.

24. 2. KÖZ bei 6,0.

Im weiteren Verlauf blieben die Werte der elektrischen Erregbarkeit dauernd normal. Obwohl das Kind auch ferner starken Gewichtsschwankungen ausgesetzt war, trat eine Tetanie nicht wieder auf. Gewichtszunahme in 2 Monaten $1^1/_2$ Kilo.

Einen Einblick in den Wasserstoffwechsel erlangten wir in diesem Falle durch die refraktometrische Eiweißbestimmung des Blutes.

Am 16. 2. erste Bestimmung 4,7%, ein abnorm niedriger Wert, der für eine starke Hydrämie spricht. Es war der Tag, an dem die Tetanie zugleich mit Ödemen auftrat.

17. 2. Gewichtszunahme von 200 g. Refraktometrischer Wert 5,5%. Wasserabgabe aus dem Blut, Wasserretention im Gewebe. Höhepunkt der Tetanie, starke Ödeme.

18. 2. Abnahme von 170 g. Refraktometrischer Wert 5,7%. Geringere Wasserabgabe aus dem Blut, Wasserausschwemmung aus dem Gewebe. Tetanie bedeutend geringer.

19. 2. Gewichtsanstieg von 280 g. Refraktometrischer Wert 6,2%. Weitere Wasserabgabe aus dem Blut, Ansatz im Gewebe. Tetanie fast latent geworden.

Der refraktometrische Wert steigt dann langsam im Verlauf von 16 Tagen auf den normalen Wert von 7,4%.

Es geht aus diesen Bestimmungen hervor, daß die Tetanie während einer außerordentlichen Wasseransammlung im Blut (Ansammlung von Salzen im Blut? Salzmangel der Gewebe?) ausbricht. Wasserabgabe aus dem Blut und zugleich Wasserretention in den Geweben führen zum Höhepunkte der Tetanie. Während der weiteren Wasserabgabe aus dem Blut und damit Annäherung des refraktometrischen Wertes an den normalen verschwindet die Tetanie schnell. Sichtbare Ödeme sind nicht mehr vorhanden. Da die Gewichtskurve weiter ansteigt bei horizontaler refraktometrischer Kurve, handelt es sich um echten Gewebsansatz.

Differentialdiagnostische Schwierigkeiten, ob Epilepsie oder Tetanie vorliege, machte folgender Fall:

Auguste B., 9 Monate alt. Gewicht 6900 g. Seit 2 Monaten epileptiforme Krämpfe, täglich 2—4 Anfälle. Aufgenommen am 19. 2.

Blasses, pastöses Kind, Fontanelle 4 : 3. Kraniotabes. Verdickte Epiphysen. Bronchitis.

Kubitaldrüsen nicht palpabel, Milz sehr deutlich palpabel. Wa. —, Pi. —. Fazialisphänomen angedeutet. Patellarreflexe sehr lebhaft. Lumbalpunktion o. B.

20. 2. 11 Anfälle. Diese verlaufen folgendermaßen: Das Kind wird unruhig, der Blick ist starr geradeaus gerichtet, das Kind stößt einen Schrei aus. Dann verfällt es in tonische, schließlich in klonische Krämpfe, an denen sich die Gesichtsmuskeln, die Augenmuskeln und die Zunge lebhaft beteiligen. Die Atmung ist stöhnend, setzt aus. Das Kind wird blau, ist bewußtlos. Die Pupillen sind weit, reagieren nicht.

Nach dem Anfall vertiefte Atemzüge, dann fester Schlaf, aus dem das Kind kaum zu erwecken ist.

Trousseau —. Auf Beklopfen minimale Zuckungen der Fazialismuskulatur. Elektrische Prüfung:

KSZ 0,3
ASZ 0,3
AÖZ 0,1
KÖZ > 5,0 Übergang in Tetanus.

Von einer Bromdarreichung wird Abstand genommen. Das Kind bekommt vom Abend ab 3mal täglich 5 ccm Calc. chlorat. (5%) und 1 Teelöffel Phosphorlebertran.

21. 2. 7 Anfälle. Das Kind ist fast dauernd somnolent.

22. 2. Von jetzt an wurde ein Anfall nicht mehr beobachtet. Leichtes spastisches Ziehen. Kind ist sehr munter. Elektrische Prüfung:

KSZ 3,2
ASZ 6,0
AÖZ 7,0
KÖZ Tetanus bei 4,5.

23. 2. Status idem. Elektrische Prüfung:

morgens

KSZ 1,5
ASZ 3,8
AÖZ 2,5
KÖZ Tetanus bei 3,0

abends

KSZ 2,4
ASZ 4,0
AÖZ 3,5
KÖZ Tetanus bei 3,0.

24. 2. Kalzium und Phosphorlebertran abgesetzt, in der Erwartung, daß die Krämpfe wiederkehren. Dies bestätigt sich nicht. Elektrische Prüfung:

	morgens	abends
KSZ	1,8	1,4
ASZ	1,2	1,6
AÖZ	1,8	2,2
KÖZ	1,8	2,4.

25. 2. Hochgradige laryngospastische Anfälle. Elektrische Prüfung:

KSZ	1,0	1,0
ASZ	1,0	1,3
AÖZ	1,4	1,8
KÖZ	1,2	1,2.

27. 2. Fazialisphänomen stark +. Trousseau —. Laryngospastische Anfälle, Kind wird dabei zyanotisch. Ängstlicher, gespannter Gesichtsausdruck. Elektrische Prüfung:

KSZ	1,4	0,9
ASZ	1,2	1,2
AÖZ	2,0	1,6
KÖZ	1,6	1,6.

28. 2. Bedrohlicher laryngospastischer Anfall. Von morgens an Calc. chlorat. (5%), 4mal täglich 5 ccm. Elektrische Prüfung:

KSZ	1,2	1,8
ASZ	0,8	1,4
AÖZ	2,2	2,7
KÖZ	1,6	2,6.

1. 3. Keine laryngospastischen Anfälle mehr, Kind zieht noch selten. Elektrische Prüfung:

KSZ	1,4	2,2
ASZ	1,2	2,2
AÖZ	2,4	5,0
KÖZ	3,2	8,0.

Von da an komplikationsloser Verlauf.

Epikrise: Ein anscheinend an epileptischen Anfällen leidendes Kind wird durch Kalziumdarreichung derartig beeinflußt, daß die epileptiformen Anfälle fast momentan sistieren. Die Prüfung der elektrischen Erregbarkeit ist in diesem Stadium leider nicht eindeutig, da zwar die anodischen Zuckungswerte herabgesetzt sind, der Wert der KÖZ aber fast an den normalen grenzt. Durch Unterbrechung der Kalziumtherapie erfolgen nun nicht, wie erwartet, abermals epileptiforme Anfälle, sondern es kommt unter raschem Abfall der elektrischen Werte zu bedrohlichen laryngospastischen Anfällen und zur Ausbildung des Fazialisphänomens. Eine abermalige Zuführung von Kalzium führt schnelle Heilung herbei. In diesem Verlauf glaubten wir den Beweis zu erblicken, daß keine Epilepsie, sondern Tetanie vorlag (Curschmann).

Wie in diesem Falle, so haben wir in letzter Zeit immer vom Calc. chlorat. Gebrauch gemacht, mit großem Erfolg. Die Dosis von 1 g pro die haben wir dabei selten überschritten. Wir kombinierten diese Therapie häufig mit Darreichung von Bromsalzen, von denen wir in letzter Zeit das Ureabromin bevorzugten ($1\frac{1}{2}$ Tabletten = 1,5 g pro die).

3. Gehirn und Rückenmark.

a) Mißbildung des Gehirns.

Rosa H., 6 Monate. Gewicht 3400 g. Von Anfang an ungünstige Entwicklung, Krämpfe, geistig zurückgeblieben, lacht nicht, greift nicht, achtet auf nichts. Anamnese sonst o. B.

Sehr elendes verwahrlostes Kind (52,5 cm Körperlänge). Minimales Fettpolster. Hautfarbe blaßgrau. Haut schuppend, läßt sich in großen Falten emporheben. Durch die dünne Haut sieht man die kontrahierte Muskulatur wie bei einem anatomischen Präparat durchschimmern. Die gesamte Muskulatur befindet sich in einem dauernden Kontraktionszustand. Kopf klein (36,5 cm), von länglicher Form, fliehende Stirn. Nähte verknöchert. Große Fontanelle fest geschlossen. Der Gesichtsschädel relativ groß gegenüber dem flachen schmalen Gehirnschädel. Zervikal-, Axillar-, Inguinaldrüsen beiderseits palpabel. Herz, Lunge o. B. Leber, Milz nicht palpabel. Zunge groß, Gaumen sehr flach. Von Zeit zu Zeit, auch im Schlaf, wird ein schlürfender, schnarchender Laut ausgestoßen mit gleichzeitiger Seitwärtsbewegung des Kopfes. Bauchdecken fest, nicht eindrückbar. Bauchmuskeln befinden sich in dauerndem Kontraktionszustand. Augen meist gleichsinnig nach einer Seite gerichtet. Pupillar-, Kornealreflex vorhanden. Papille o. B. Bauchdeckenreflex vorhanden. Patellar-, Achillessehnenreflex beiderseits gesteigert. Grimassieren des Gesichts. Allgemeine große Unruhe. Choreiforme Bewegungen der oberen Extremitäten. Spasmen der Beine. Auf Beklopfen der Muskeln erfolgen wellenförmige Zuckungen. Nerv. med. KSZ 4, KÖZ über 10. Reagiert auf Nadelstiche. Das Kind ist völlig teilnahmlos, beantwortet keine Sinneseindrücke. Großes Dekubitalgeschwür in der Sakralgegend. Großer Abszeß am Hinterkopf mit Ausgang in Phlegmone. Wa. —. Gelegentlich Krämpfe. Exitus nach 4 Tagen.

Klinische Diagnose: Mikrozephalie, Idiotie, spastische Lähmung. Phlegmone.

Anatomische Diagnose: Hypoplasie des Kleinhirns, das kümmerlich ausgebildet den Eindruck eines gefalteten Sackes macht. Ungleichheit und Abflachung der hinteren Schädelgruben. Muscul. deltoid. sin. mikroskopisch: Fasern erscheinen breit, kernreich, stellenweise von ungleichem Volumen und wie gequollen, ganz vereinzelt Riesenzellen.

b) Tumor cerebri.

Gustav N., 9 Jahre. Aufgenommen 27. 5. 1912, gestorben 1. 6. 1912. Patient ist das dritte von 5 gesunden Kindern. Vater starb vor 4 Jahren an Larynxtuberkulose. Das Kind lernte mit 12 Monaten laufen, mit 18 Monaten sprechen, hatte gutes Gedächtnis, lernte gut. Masern überstanden. Vor 2 Jahren Fall auf Kopf, erlitt große Wunde, die 5—6 Wochen im Spital behandelt wurde. Später wieder ganz gesund. Erst seit etwa $\frac{1}{2}$ Jahr fällt den Eltern der schwankende, unsichere Gang auf, der allmählich schlimmer wurde, obwohl Patient zur Schule gehen und mitturnen konnte. Seit etwa 10 Wochen erbricht Patient häufig ohne rechte Ursache. Seit 2 Tagen nimmt er keine Nahrung mehr, erbricht sehr viel und heftig, seit dem 26. 5. nachts äußerst heftige Kopfschmerzen, so daß er laut schreit.

Der sehr grazil gebaute Knabe in mäßigem Ernährungszustand (131,5 : 24,200 kg) zeigt gesunde Gesichtsfarbe, bräunliche Haut am Körper. Kopf (52,25 cm) bei Beklopfen nirgends empfindlich, keine Schalldifferenz. Genau in der Mittellinie in der Gegend der großen Fontanelle findet sich eine 10 cm lange, weißliche, sagittal verlaufende Narbe, die nicht verwachsen ist. Die Knochenpartie in der Umgebung erscheint etwas eingesunken. Innere Organe o. B. Puls verlangsamt, 60—70, irregulär und inäqual. Zunge wird gerade herausgestreckt. Beim Phonieren wird der rechte Gaumenbogen stärker gehoben, das Zäpfchen etwas nach oben verzogen, die Spitze weicht nach links ab. Ohren o. B. Augen in sämtlichen Endstellungen nystagmusartige Zuckungen. Pupillarreflexe vorhanden, doch bleiben die Pupillen bei Beleuchtung mitunter auffällig weit. Beiderseits Stauungspapille. Parese im linken Fazialisgebiet. Patient kann den Mund nach links nicht verziehen. Romberg +. Bauchdecken, Kremasterreflex beiderseits +, Patellarreflex beiderseits gesteigert. Achillessehnenreflex links schwächer als rechts. Dysdiadokokinesis im rechten Arm, fast Adiadokokinesis im linken Arm. Patient ist unsicher beim Stehen und Gehen, weicht nach links ab, hat unsicheren, stapfenden Gang. Bei Zielbewegungen leichte Ataxie in den linken Extremitäten. Sensibilität (spitz, stumpf, warmkalt), desgleichen Stereognosie vorhanden. Geschmacksempfindungen auf allen Zungenabschnitten normal. Sensorium frei. Patient klagt über starke Kopfschmerzen in der Stirn, so daß ihm die Tränen kommen. Pi. —. Röntgenaufnahme des Schädels o. B. Blutbefund: Hämoglobin 90%, Erythrocyten 4 800 000, Leukocyten 8900 (18% Lymphocyten, 70% Polynukleäre, 5% Mononukleäre, 7% Übergangsformen, Blutplättchen). Urin frei. Keine Temperatur.

Zunahme der Verlangsamung des Pulses (52) und der Kopfschmerzen, die immer vorn in die Stirn verlegt werden, so daß am 1. 6. abends zur Beruhigung Morphium 0,005 gegeben werden muß. Nachts um 11 Uhr lautes Stöhnen, plötzlich verändertes Aussehen. Exitus.

Klinische Diagnose: Tumor im Gehirn, vermutlich in der linken hinteren Schädelgrube.

Anatomische Diagnose: Kleinhirntumor (sehr zellreiches, zystisch entartetes, durchblutetes Gliom).

Die Gehirnwindungen beiderseits stark abgeflacht, etwas verbreitert. Der Wurm des Kleinhirns ist zapfenförmig in das Foramen magn. hineingetrieben. Die Brücke und der Kleinhirnstiel sind abgeflacht. Auf der linken Seite zeigt sich im Winkel zwischen Kleinhirnstiel und Kleinhirnhemisphäre das Gewebe etwas sulzig und von dunkelgrauroter, durchscheinender Farbe im Gegensatz zu der gelbrötlichen Farbe des Kleinhirns. Die Kleinhirnwindungen erscheinen verbreitert. Sie werden auseinandergedrängt durch einen in der Tiefe liegenden Tumor.

Nach Durchschneidung des Kleinhirns in der Mittellinie zeigt sich, daß sich im Wurm ein fast hühnereigroßer Tumor befindet, der sich in beide Kleinhirnhemisphären hinein erstreckt, aber weiter in die linke, als wie in die rechte Hemisphäre hineinragt. Zwischen Kleinhirnstiel und Hemisphäre links drängt sich der Tumor bis an die Oberfläche vor, sonst ist er von Kleinhirngewebe rings umschlossen, nach unten wölbt er das Dach des vierten Ventrikels so stark vor, daß die Höhle des vierten Ventrikels vollständig verschlossen ist und das Gewebe der Medulla obl. komprimiert wird. Infolge dieses Verschlusses des vierten Ventrikels ist der Aquaed. Sylv. stark, die Seitenventrikel sowie der dritte Ventrikel mäßig erweitert. Tumor zeigt auf der Schnittfläche ein buntes Aussehen.

Die Sektion bestätigte also die gestellte Diagnose auch hinsichtlich des Sitzes der angenommenen Geschwulst im wesentlichen, sie zeigte gleichzeitig aber auch, wie gefährlich vermutlich eine Lumbalpunktion hätte werden können, wie vorsichtig man also bei Tumoren gerade in dieser Gegend bei der Vornahme der Lumbalpunktion sein muß.

In dem folgenden Fall konnten wir den angenommenen Gehirntumor nicht genauer lokalisieren.

Das Kind Luise W., 4 Jahre, hat Masern, Keuchhusten überstanden, im 3. Jahre Krämpfe. Rachitisch, lernte es erst mit $1^1/_2$ Jahren laufen. Vor $1^1/_2$ Jahren in ärztlicher Behandlung wegen „choreatischer Bewegungen", auf Arsen vorübergehende Besserung. Vor 4 Wochen wurde Schielen des rechten Auges zuerst beobachtet.

Am 28. 9. 1912 Kopfschmerzen, Erbrechen, Bewußtlosigkeit.

29. 9. findet der Arzt das Kind vollkommen bewußtlos, Puls 96, unregelmäßig. Temperatur 36,6. Klonische Zuckungen des rechten Armes, in geringem Grad auch des linken Beins. Linker Arm frei. Pupillen gleich weit, eng, Babinski beiderseits +. Seufzen, Zähneknirschen. Aufgenommen 30. 9. 1912.

Aus dem klinischen Befund interessiert: Kind leicht benommen, lallt unverständliche Laute. Puls unregelmäßig 120—130. Temperatur 39°. Großer Kopf. Ohren o. B. Augen: Andeutung von Strab. converg.

rechts, enge Pupillen, Reaktion? Kornealreflex vorhanden. Beiderseits enorme Stauungspapille mit exzessiv erweiterten Venen. Spasmen der rechten oberen und unteren Extremität. Links Fazialisparese, herabgesetzter Tonus der linken oberen und unteren Extremität. Reflexe: Bauchdecken?, Achillessehnenreflexe $+$, Fußklonus nicht vorhanden, Babinski beiderseits $+$, Kernig beiderseits $+$. Brudscinsky angedeutet. Pi. und Stichreaktion $+$. Wa. einmal?, dann $-$. Urin: Spuren Albumen. Blutuntersuchung: 90% Hömoglobin, Erythrocyten 5 600 000, Leukocyten 22 600 (15% Lymphocyten, 80% Polynukleäre, 5% Übergangsformen).

Wiederholte Lumbalpunktionen entleeren klare Flüssigkeit unter hohem Druck. Albumen spur. Nonne, Braun-Husler $-$, Zucker $+$. Keine Pleozytose.

5. 9. Temperatur normal. Kind macht besseren Eindruck. Okulomotoriusparese links (linke Pupille größer als rechte). In Stärke wechselnde Hypotonie der ganzen linken Seite und Hypertonie rechts. Blickrichtung meistens nach links. Geringe Ptosis rechts. Reflexe rechts gesteigert, links abgeschwächt, bzw. aufgehoben. Therapie: Jodkali, Schmierkur.

10. 9. Auffallend in dem sonst wenig veränderten Bild ist der seit gestern bessere Tonus der unteren Extremitäten. Reflexe links normal bis gesteigert. Stirn wird gelegentlich beiderseits in gleicher Weise gerunzelt, so daß eine periphere Fazialisparese nicht in Frage kommt. Ptosis rechts besteht weiter, ebenso linke Pupille andauernd weiter als rechte.

16. 9. Die Vortreibung der Papillen erscheint nicht mehr so abnorm wie anfangs. Venenfüllung geringer.

1. 10. Seit einigen Tagen schwere Nierenentzündung (Hg?).

18. 11. Wechsel der spastischen und paretischen Erscheinungen an der linken Extremität dauert fort. Doppelseitige Hirnpunktion am Punkt f_2 (Dr. Dreyfuß) ergibt keine pathologische Wasseransammlung. Zur dekompressiven Trepanation wird das Kind auf die chirurgische Abteilung verlegt.

Infolge der oft wechselnden Stärke der spastischen und paretischen Erscheinungen an den beiderseitigen Extremitäten glaubten wir neben dem vermuteten Tumor, den wir nicht genauer lokalisieren konnten, um dem Chirurgen eine sichere Handhabe zum Eingreifen zu geben, einen Hydrocephalus mit Druckschwankungen annehmen zu sollen, obwohl vermittels Gehirnpunktion aus der Gegend der Ventrikel keine Flüssigkeit zu erlangen war. Später Exitus. Sektion: Überfaustgroßes zellreiches Gliom des Stirnhirns.

In dem dritten Fall wurde ein primärer angeborener Hydrocephalus angenommen.

Kind, Helene H., 4 Monate, 3400 g. Von Geburt an großer Kopf, schwächlich. Schädel enorm vergrößert, Umfang 46 cm, weit klaffende

Nähte. Zwischen den einzelnen Knochen sind große, bis handteller-
breite, von elastisch membranösen Weichteilen überspannte schwappende
Flächen zu tasten. Pi. und Wa. —. An den Augen nystagmusartige
Zuckungen. Bulbi meist nach unten gerichtet. Rechts auffallend weiße
Papillen (Atrophie), Venen links stärker gefüllt. Hypertonie der Mus-
kulatur der unteren Extremitäten. Bauchdecken, Achillessehnenreflexe,
Babinski beiderseits vorhanden. Patellarreflexe beiderseits gesteigert.
Das Kind fixiert nicht, speichelt. Lumbalpunktat leicht blutig, o. B.
Dauernd Erbrechen. Wiederholte Ventrikelpunktionen. Bei subkutaner
und bei intralumbaler Injektion einer Indigkarminlösung läßt sich
weder im wiederholt entnommenen Lumbalpunktat noch in der dem
Ventrikel entstammenden Flüssigkeit die Farbe nachweisen. Patientin
erhielt 3 Wochen lang 3 mal 5 ccm Urotropinlösung. Im Ventrikel-
punktat kein Urotropin nachweisbar. Exitus.

Anatomische Diagnose: Tumorartige fibröse Wucherung im
Kleinhirn, linken Hirnschenkel und linken Schläfenlappen. Hochgradiger Hydrocephalus internus. Offenes Foramen ovale.

Das Großhirn ist sehr stark ausgedehnt, die Windungen an der Ober-
fläche breit und abgeplattet, die Furchen fast vollständig verstrichen.
Die Gefäße der Meningen blutleer. Beide Seitenventrikel enorm erweitert, so daß die Hirnsubstanz überall stark verdünnt ist (3—10 mm).
Die Innenfläche der Großhirnhöhlen ist teils glatt, teils mit zahlreichen
feinen Granulis besetzt und mit zahlreichen punktförmigen Blutungen.
Besonders in dem hinteren Abschnitt des Ventrikels wölben sich die
Windungen etwas in das Lumen vor. Das Sept. pelluc. zeigt sehr große
Defekte, auch das Foramen Monroi ist zerstört. Der dritte Ventrikel ist
stark erweitert, wölbt sich blasig hinter dem Chiasma vor. Die Plexus
der Seitenventrikel sitzen auf den basalen Ganglien und sind von höcke-
riger, etwas verdickter Beschaffenheit. In der linken Kleinhirnhemisphäre findet sich eine weiße und grauweiße, ziemlich derbe Masse,
welche den linken Kleinhirnschenkel, einen großen Teil des Centr. ovale,
den dorsalen vorderen Abschnitt des Kleinhirns und die angrenzenden
Partien des Vermis einnimmt. Diese Masse ist fest mit dem Tentorium
cerebelli verwachsen und auch mit der Oberfläche des Felsenbeins im
Bereich des oberen Bogenganges. Oberhalb des in diese Gewebsmasse ein-
geschlossenen Tentoriums setzt sich diese Geschwulstmasse fort in den
linken Schläfenlappen und in den linken Großhirnschenkel, erstreckt
sich hier bis zum Anfangsteil der basalen Ganglien, nach hinten geht
sie noch etwas in den basalen Abschnitt des linken Hinterhauptlappens
über. In diesen tumorartigen Massen, die am Rand unscharf begrenzt
sind, finden sich mehrere runde und unregelmäßig gestaltete, teilweise
miteinander kommunizierende Höhlen, die am Rand gelbbräunlich verfärbt sind und teilweise eine gelbbräunliche Masse enthalten. Der Tumor
wächst noch etwas nach rechts hinüber in das Centr. semiov. in der
rechten Kleinhirnhemisphäre und wölbt sich von links in den vierten
Ventrikel ziemlich stark vor, so daß der vierte Ventrikel etwas nach

rechts verlagert ist und einen etwas bogenförmigen Verlauf zeigt. Im ganzen ist der vierte Ventrikel erweitert. Das Foramen magnum ist sehr weit, dagegen ist der Zugang zum Aquaed. Sylv. durch die vordrängenden Tumormassen verlagert.

Dieser Befund erklärt es, weshalb die intralumbal eingespritzte Farblösung in der Ventrikelflüssigkeit nicht gefunden wurde. Ein operativer Eingriff wäre erfolglos gewesen nach Lage und Beschaffenheit des Tumors.

c) Pachymeningitis haemorrhagica.

Das typische Krankheitsbild bot der Knabe Karl Sch., 8 Monate alt. Seit etwa 2 Monaten leidet er an wiederholtem Erbrechen und an Krämpfen. Am 18. 4. 1912 erfolgt Aufnahme wegen Krämpfen.

Blasses Kind in mäßigem Ernährungszustand mit relativ großem Stirnschädel (Umfang 45 cm). Fontanelle fünfmarkstückgroß. Leichte Kraniotabes am Occiput. Milz, Kubitaldrüsen nicht palpabel. Strabismus convergens concomittans. Beiderseits, besonders rechts, Stauungspapille sowie stark geschlängelte und verbreitete Venen. Retinale, dem Verlauf der Venen entsprechende Blutungen. Patellarreflexe gesteigert. Bauchdecken, Kremasterreflex vorhanden, Nackensteifigkeit angedeutet. Auffallend ist ein grobschlägiger Tremor der Hände. Lumbalpunktion ergibt unter etwas erhöhtem Druck leicht trübe, leicht blutige Flüssigkeit. Albumen —, Zucker +. Sediment: Rote Blutkörperchen, keine Zellen.

Im Lauf der nächsten Tage verfällt das Kind unter Steigerung von Temperatur und Puls. Gelatineinjektion.

22. 4. Punktion des rechten Subduralraums unter Entleerung von 40 ccm sanguinolenter, zuletzt stark blutiger Flüssigkeit. Mikroskopisch keine Hämatoidinkristalle nachweisbar. Albumen +, sehr viel Leukocyten, steril. Spektroskopisch 2 blasse Streifen zwischen den Linien D und E. Trotz negativem Wa. und Fehlen sonstiger Stigmata luis Sublimatinjektion intramuskulär.

29. 4. Chvostek beiderseits stark +. Spontane Zuckungen der rechten Gesichtshälfte. Schlechtes, graugelbes Aussehen. Elektrische Prüfung ergibt normale Werte. Auffallend abweisendes, mürrisches Wesen.

10. 5. Tremor der Hände besteht noch immer, sonst zerebrale Reizerscheinungen besser. Stimmung andauernd schlecht, verdrossen.

31. 5. Seit einigen Tagen erhebliche Besserung aller Erscheinungen. Kind ist freundlich, spielt.

20. 6. Augenhintergrund: Die alten Blutungen bis auf Spuren resorbiert. Linke Papille unscharf begrenzt. Sonstige nervöse Störungen nicht nachweisbar. Geheilt entlassen.

Trotz des zweimaligen negativen Ausfalles der Wassermannschen Reaktion dürfte die auffallende Besserung nach Einleitung der Hg-Therapie für eine luetische Grundlage der subduralen Blutung sprechen. Ein blutig-eitriger Schnupfen ist angeblich nicht vorhergegangen.

In den beiden folgenden Fällen trat die hämorrhagische Pachymeningitis vermutlich infolge einer akuten Infektion, die beide Kinder ziemlich gleichzeitig traf, zu einer angeborenen Mißbildung des Gehirns mit Hydrocephalus externus hinzu; dieser Befund erscheint um so interessanter dadurch, daß es sich um Zwillinge handelt.

Franz E., 2 Monate. Beginn der Erkrankung vor 14 Tagen mit anhaltendem Husten und starker Zunahme des Kopfes. Aufgenommen 7. 2. 1914.

Hochgradiger Hydrocephalus, 45,5 cm, mit weit klaffenden Nähten, geschwollenen Venen, gewölbter Stirn. Kubitaldrüsen beiderseits klein, aber fühlbar. Milz o. B. Papillen blaß, sonst o. B. Muskeltonus sehr erhöht, Patellarreflexe sehr lebhaft. Durchleuchtung nach Straßburger o. B. Pi.—. Blutig-eitrige Stühle. Urin: Albumen +, granulierte Zylinder ++. Bei der Einlieferung Kollapstemperatur 35,2°, später bis 38,5°.

10. 4. Tonische und klonische Krämpfe. Gehirnpunktion: Bei flachem Einstich fließt sogleich blutig tingierte Flüssigkeit ab, ebenso bei tieferem Eindringen der Nadel in der Richtung auf den Ventrikel. Sediment setzt sich langsam ab, das Serum ist stark gelb gefärbt, nach Zentrifugieren hellgelb. Zucker, Albumen +, Wa.—. Mikroskopisch normale rote Blutkörperchen, Stechapfelformen, vereinzelt Lymphocyten. Spektroskopisch Methämoglobin.

Neben der Wirbelsäule Knisterrasseln beiderseits.

11. 4. Lumbalpunktion ergibt unter mäßigem Druck hellgelbe Flüssigkeit. Albumen +, Zucker —. Sediment: normale rote Blutkörperchen neben vereinzelten Stechapfelformen und wenig Lymphocyten. Spektroskopisch: löscht blau und grün.

Unter Krämpfen Exitus.

Klinische Diagnose: Pachymeningitis haemorrhagica, Hydrocephalus, Bronchopneumonie.

Anatomische Diagnose: Hydrocephalus externus (und internus?). Ältere und frische, wenig ausgedehnte piale und subdurale Blutungen. Kompression des ganzen Großhirns, das 190 g wiegt. Mikrogyrie.

Ein ähnliches Hemmungsbild des Gehirns mit Hydrocephalus externus zeigt die Zwillingsschwester Rosa E.

Seit 14 Tagen viel Husten, seit kurzer Zeit Wachstum des Kopfes bemerkt. Krämpfe. Am 14. 6. Aufnahme.

Hydrocephalisches Kind (Kopf 44 cm) von chondrodystrophischem Habitus. Nabel teilt den Körper 26/30 cm. Durchleuchtung des Kopfes (Straßburger) o. B. Kubitaldrüsen —, Milz vergrößert. Rötung und Schleim im Hals. Nasenwurzel tief eingezogen. Schräge Augenstellung (umgekehrt wie beim Mongolen). Augenhintergrund sehr blaß, normal. Klonische Zuckungen im rechten Arm und Bein. Fazialis rechts paretisch? Geistig zurück, folgt aber mit den Augen.

17. 4. Nach Chloralhydrat keine Krämpfe mehr. Lumbalpunktat: erhöhter Druck, klar, Albumen —, Nonne —, Zucker +, Kultur steril, Sediment ohne Befund.

18. 4. Verschlechterung des Befindens, trinkt schlecht. Im Nasenabstrich Di. —.

20. 4. Lumbalpunktion: Flüssigkeit klar, Albumen Spur, Nonne leichte Trübung. Zucker —, Kultur steril. Im Sediment normale rote Blutkörperchen, vereinzelte Leukocyten.

Punktion des Gehirns ergibt oberflächlich und bei tieferem Eingehen eine hämorrhagische Flüssigkeit, die leicht getrübt ist. Beim Absetzen erscheint die überstehende Flüssigkeit klar, dunkelgelb. Albumen, Biuretreaktion +, Zucker —. Blut —, Kultur steril. Im Sediment vorwiegend normale rote Blutkörperchen, einzelne Stechapfelformen. Spektroskopisch Methämoglobin.

21. und 23. 4. Starker Verfall. Zeitweise Starre der Extremitäten. Gehirnpunktion. Die Flüssigkeit spritzt unter hohem Bogen hervor, stark hämorrhagisch. Im Gehirnpunktat neben roten Blutkörperchen massenhaft Leukocyten. Im Lumbalpunktat, das deutlich getrübt erscheint, gramnegative Stäbchen (Influenza). Seit einigen Tagen bronchopneumonische Erscheinungen auf der Lunge. Ohren o. B. Von Anfang an hektisches Fieber bis 39,5°

24. 4. Im Lumbalpunktat reiner Eiter, gramnegative Stäbchen. Zunehmende Dyspnöe. Exitus.

Klinische Diagnose: Pachymeningitis haemorrhagica, Hydrocephalus.

Anatomische Diagnose: Chronische Pachymeningitis haemorrhagica membranacea, Hydrocephalus externus, Leptomeningitis chronica, Mikrogyrie.

Hervorgehoben zu werden verdient, daß das Lumbalpunktat am 17. 4. trotz bestehender Pachymeningitis haemorrhagica keinerlei Beimischung von Blut zeigte, sondern vollkommen normal war. Es muß also die haemorrhagische Entzündung zirkumskript und zunächst abgesackt gewesen sein, so daß keine freie Kommunikation mit dem Spinalraum bestand. Ferner war die Punktionsnadel nicht, wie wir annahmen, in den Ventrikel gelangt, sondern die gewonnene Flüssigkeit stammte aus dem Hydrocephalus externus.

d) Meningitis cerebrospinalis purulenta.

Von 9 Kindern starben 8; 1 Kind wurde zur Operation auf die Ohrenklinik verlegt. 3 Kinder wurden moribund eingeliefert, erst die Sektion klärte das Krankheitsbild auf, während in vivo Bronchopneumonie, schwere Atrophie, Intoxikation, Diphtherieverdacht angenommen worden war. In den 6 übrigen Fällen wurde die Diagnose bereits zu Lebzeiten (Lumbalpunktion) gestellt und 5 mal durch die Sektion bestätigt. 1 Fall nicht seziert.

Die genauere Untersuchung der Lumbalflüssigkeit ergab: Stets erhöhten Druck, mehr oder weniger getrübte bis eitrige Flüssigkeit, Albumen, Nonne, Braun-Husler +, Zucker — Von Bakterien fanden sich: Pneumokokken (durch Tierversuch bestätigt) 4 mal in dem Lumbalpunktat, 1 mal bei Sektion. Micrococcus' pyogenes aureus 1 mal (Sektion). Streptokokken 1 mal (Lumbalpunktat).

In 2 Fällen wurde die Lumbalflüssigkeit nicht auf Bakterien untersucht. Gleichzeitig bestehende Otitis med. purul. wurde bei 3 Kindern beobachtet, in 1 Fall wurden Pneumokokken auch im Ohreiter nachgewiesen. Sämtliche Kinder litten an meist sehr ausgebreiteter Bronchopneumonie, ein Befund, der bei der Sektion 7 mal bestätigt wurde; 1 mal fand sich gleichzeitig Empyem, 1 mal Tuberkulose der Mesenterialdrüsen (Pi. +). Das Alter der Kinder war: 5 Monate 2 Fälle; 9, 12, 13 und 15 Monate je 1 Fall; 3, 5 und 8 Jahre je 1 Fall.

e) Meningitis cerebrospinalis epidemica.

Die Mannigfaltigkeit der Erscheinungen bei dieser Krankheit und die große Verschiedenheit des Verlaufes der einzelnen Fälle läßt eine richtige Einschätzung des Erfolges einer bestimmten Therapie besonders schwierig erscheinen. Die Zahl der beobachteten 6 Fälle ist namentlich viel zu gering, um ein definitives Urteil zuzulassen. Zusammengehalten aber mit den Erfahrungen, die wir in den voraufgehenden Jahren an einem größeren Material gewinnen konnten, haben wir doch den Eindruck, daß wir früher nicht energisch und konsequent genug die Lumbalpunktion ausgeführt, vor allem aber nicht oft genug und nicht in hinreichender Menge Meningokokkenserum angewandt haben. Es dürfte in erster Linie darauf ankommen, so früh und so ausgiebig wie möglich der eitrigen Flüssigkeit durch wiederholte Punktionen Abfluß zu verschaffen und gleichzeitig Serum (Kolle-Wassermann) einzuführen. Wir glaubten zuerst, daß die Entfernung des Eiters allein genügen würde. Es scheint dies jedoch nicht der Fall zu sein, wie aus folgender Erfahrung hervorgehen dürfte.

Dora P., 5 Monate. Aufgenommen 8. 6., gestorben 5. 11. 1912. Die erste Lumbalpunktion ergab gleich typischen Befund: Sehr trübe Flüssigkeit unter hohem Druck, Albumen, Nonne +, Zucker —. Reichlich Leukocyten, sowie gramnegative Diplokokken (Meningokokken). Letztere sind, nachdem sie vorübergehend wiederholt nicht mehr nachzuweisen waren, im 45. Punktat 1 Tag vor dem Tod wieder reichlich vorhanden. Serum war nicht angewandt worden aus bestimmten Gründen (Berliner Serum war nicht zu erhalten). Ein deutlicher dauernder Einfluß der Punktionen war weder auf den Verlauf der Temperatur, die immer wieder, wenn auch mit geringeren Ausschlägen, einsetzte, noch auf den Puls und das Erbrechen zu erkennen. Es wurden meist 10 bis 20 ccm, später bis 45 ccm entleert. Die Sektion ergab, wie gewöhnlich in den chronischen Fällen, geringe meningitische Veränderungen in der Umgebung des Pons und der Medulla oblongata und des Halsmarks. Hydrocephalus internus.

Ein anderes Kind, Heinrich J., 5 Jahre, aufgenommen 8. 6. 1912, wurde mit doppelseitiger Sehnervenatrophie entlassen. Hier hatten wir 10 mal punktiert, aber nur 4 mal in größeren Absätzen 4—20 ccm Höchster Serum injiziert. Das Punktat war stets so zäh und dickflüssig, daß es erst bei Ansaugen mit Punktionsspritze abfloß. Erst am 17. 6. wurden Meningokokken gefunden. Noch am 28. 6. fließt das Punktat nur tropfenweise ab.

Vermutlich wäre es nach unserer jetzigen Überzeugung richtiger gewesen, öfters zu punktieren und namentlich regelmäßig Serum zu injizieren. Leider lehrt dieser Fall aber auch, daß dies nicht immer möglich ist. In manchen Fällen ist die Lumbalflüssigkeit dick und zäh, und zwar auch schon in den ersten Tagen der Erkrankung, und es läßt sich kaum Serum einbringen. Wie wir bei Sektionen uns überzeugen konnten, findet sich dann das Rückenmark von oben bis unten von einer plastischen, gallertartigen, gelblichen Exsudatmasse überzogen. In derartigen Fällen ist natürlich jede Punktion vergeblich.

Von den 6 Kindern starben 2, 1 wurde gebessert herausgenommen, 3 Kinder konnten geheilt entlassen werden trotz schwerer Komplikationen (septisch-hämorrhagischer Ausschlag, Gelenkschwellungen, Labyrintherkrankung). Die in dem einen Fall beobachtete vollständige Wiederherstellung des Gehörs nach voraufgehender kompletter Ertaubung verdient, weil selten, der Erwähnung.

Hans H., 9 Jahre. 18. 2. bis 15. 4. 1914. Im Verlauf von 11 Tagen nach 6 Punktionen und 5 Serum-(K.-W.)-Dosen zu 10 ccm treppenförmiger Abfall der Temperatur unter gleichzeitigem Heruntergehen des Pulses. Am 6.—7. Tage der Erkrankung, die eine äußerst schwere war, schwerhörig.

Am 27. 2. wird konstatiert (Dr. Ohnacker, Ohrenklinik): Beiderseits völlige Surditas (laut geschrieene Worte direkt am Ohr nicht gehört, a[1] per Luft- und Knochenleitung nicht gehört, kalorisch beiderseits völlige Unerregbarkeit für 20° kaltes Wasser. Spontannystagmus nicht vorhanden.

12. 3. Es wird Flüstersprache gehört auch mit Lärmtrommel im anderen Ohr. Die Kopfknochenleitung ist wiedergekehrt. Weber nicht lateralisiert. Die rechte Seite ist mit 27° kalten Wassers erregbar, allerdings ziemlich schwach (erst nach 300 ccm), die linke besser (nach 250 ccm). Rombergsches Phänomen +.

15. 4. Andauernde Besserung. Hört rechts besser als links.

Die Affektion ist als eine Labyrinthitis serosa aufzufassen. Geheilt entlassen.

Einen sehr chronischen intermittierenden Verlauf beobachteten wir bei einem Kinde, das bereits im 1. Lebensjahre Gehirnentzündung überstanden hatte und dadurch in seiner geistigen Entwicklung zurückgeblieben war.

Ingeborg S., 9 Jahre, aufgenommen 17. 10. 1913. Nach dem Bericht des früher behandelnden Arztes gesund geboren, zeigte normale Entwicklung, erkrankte im Juli 1904 an Meningitis mit Konvulsionen, war 4—5 Wochen bettlägerig. Nach Angabe der Mutter soll das Krankheitsbild ähnlich wie das jetzige gewesen sein mit einzelnen Pausen. Oktober 1904 vorübergehend einmal Krämpfe. Schon damals trat der geistige Defekt deutlich zutage. Neigung zu Anginen. Adenoide Wucherungen wurden später entfernt. 1905 Pneumonie. März 1906 eitrige Ohrentzündung. Juli 1910 Scharlach. Nach Angabe der Vorsteherin des Kinderheims, in dem Patientin sich befindet, bestand von Januar 1913 bis 7. August Ohrenlaufen rechts. An diesem Tag Erbrechen (gallig, keine Speisen). Fieber 41,3°; seitdem kein Ohrenlaufen mehr. Geröteter Hals. 8. 8. 1913 fieberfrei, Ausschlag am ganzen Körper, „windpockenartig". Dann in 2—3 tägigen Pausen (einmal 10, einmal 14 Tage) im ganzen 12 ähnliche Anfälle. Vom 24. 8. bis 5. 9. auf der Ohrenklinik. Dort werden abgelaufene, keine akut entzündlichen Prozesse an den Trommelfellen beiderseits konstatiert. Lumbalpunktion nicht vorgenommen, 2 mal im Verlauf des Aufenthaltes Temperatur 38°. Letzte derartige Attacke 16. 9. Am 30. 9. Rückenschmerzen, Nackensteifigkeit, konnte nicht auf den rechten Fuß auftreten. Dauer des Anfalls 10 Tage. Am 17. 10. Rückfall, Stöhnen, Erbrechen, Fieber. Wegen Verdacht auf Typhus eingewiesen. Punktion ergibt stark getrübte Flüssigkeit, reichlich Leukocyten und gramnegative Diplokokken. Sonstiger Befund:

Kräftiges Mädchen, Sensorium benommen, schreit auf, murmelt unverständliche Laute, knirscht mit den Zähnen. Lagophthalmus des linken Auges, beide Bulbi stehen meist nach rechts gewandt. Pupillen gleich weit, reagieren normal. Papillen beiderseits verwaschen, Gefäße prall gefüllt. Neuritis optica. Bauchdeckenreflex beiderseits —, nur rechts unten vorhanden. Patellar-, Achillessehnen, Babinski, Kernig, Nackensteifigkeit vorhanden. Links Nasolabialfalte verstrichen, linke Wange unbeweglich. Wa. —. Im weiteren Verlauf nach Lumbalpunktionen auffallende Besserung der Erscheinungen, geistig imbezill. 22. 10. hohes Fieber, diffuses Erythem über den ganzen Körper, links Fazialisparese, die sich gebessert hatte, wieder deutlicher. Seit dem 25. 10 kein Fieber mehr, gutes Befinden, letzten beiden Punktate frei von Meningokokken. 22. 11. geheilt entlassen.

Unentschieden muß leider bleiben, ob die Gehirnentzündung im ersten Lebensjahr ebenfalls eine Meningitis cerebrospinalis epidemica war, wie der Hausarzt annahm; im bejahenden Fall würde es sich bei diesem Kind um ein zweimaliges Erkranken handeln. Die jetzige Krankheit begann offenbar am 7. August. Der Erfolg der Punktionen war offensichtlich. Das Kind ist seitdem gesund geblieben.

f) Myelitis transversalis.

Emilie R., 12 Jahre, hat mit 9 Jahren Masern, mit 10 Jahren Scharlach überstanden. Mutter starb an Tuberkulose. Vor 4 Wochen war das Kind 4 Tage lang in einem Ort gewesen, wo Kinderlähmung herrschte, hatte dort über heftige Rückenschmerzen geklagt, war sonst aber wohl. 14 Tage vor der jetzigen Erkrankung klagte es wieder etwa 8 Tage lang über starke Rückenschmerzen. Am 18. 10. 1913 ging es nach einem Bad auf die Straße, weshalb der Vater eine Erkältung als Ursache der Erkrankung annimmt. Am 19. 10. heftige Schmerzen im Rücken. Patientin legte sich hin, konnte aber noch gehen; ein Arzt stellte Hexenschuß fest. 20. 10. Verschlimmerung, kann sich nicht mehr auf den Beinen halten, Harnträufeln, Stuhlverhaltung. 21. 10. bemerkten die Eltern, daß das Kind die Arme schlecht bewegen konnte (konnte nicht allein essen), die Beine gar nicht. Eine Halsentzündung ist nicht vorausgegangen. Schweiße sind nicht beobachtet. 23. 10. Aufnahme.

Schwächliches, schlecht genährtes Kind, 25,3 kg, mit lebhafter Gesichtsfarbe, leichtem Erröten. Muskulatur schwach, Thorax lang, schmal mit hervortretenden Rippen, eingesunkenen Supraklavikulargruben. Wirbelsäule äußerlich normal, nicht irgendwo schmerzempfindlich. Röntgenbild ergibt normale Verhältnisse der Wirbelknochen. Innere Organe ohne Befund. Tonsillen etwas gerötet, auf der hinteren Rachenschleimhaut glasiger Schleim. Ohren o. B. Kornealreflex vorhanden, Augenhintergrund normal, Blutbild normal. Pi. +, Wa. —. Urin: Albumen in Spuren, vereinzelt Leukocyten, oxalsaure und harnsaure

Salze. Temperatur etwas erhöht, um 38°. Bauchdeckenreflexe fehlen beiderseits, Patellarreflexe sehr gesteigert, Fußklonus, Babinski, Achillessehnenreflexe, Oppenheim beiderseits +. Läßt Urin unter sich. Stuhlverstopfung. Beide Beine können nicht gehoben, nur ganz gering angezogen werden. Ein Strecken bei gebeugtem Knie unmöglich, Adduktion, Abduktion, Rotation, sowie Flexion werden rechts prompt ausgeführt, links ist nur eine Flexion in geringem Grad möglich. Arme können frei bewegt werden, Ellenbogenreflexe sehr lebhaft, grobe Kraft in den Armen gering, Beugung erfolgt kräftig, weniger gut die Extension. Kopf wird gehoben, Aufsitzen unmöglich.

Sensibilitätsprüfung: Bei geschlossenen Augen Anästhesie (Pinsel) der ganzen unteren Körperhälfte von einer Linie ab, die einfingerbreit oberhalb des unteren Rippenrandes verläuft. Derselbe Befund für Schmerzempfindung (Nadelspitze), nur ist die obere Grenze nicht so scharf, es besteht eine Übergangszone. Dieselbe Grenze für kalt und warm. An den Beinen sind tiefe Nadelstiche ohne Schmerzensäußerung möglich. Lagegefühl der Glieder nicht erhalten.

27. 10. Auf Beklopfen der Beine zuweilen Zuckungen, die nach Angabe des Kindes auch spontan erfolgen. Lumbalpunktion ergibt bei stark erhöhtem Druck klare Flüssigkeit. Albumen Spur, Nonne —, Braun-Husler —, reduziert (Kal. perm.) 3,5. 14 Zellen nach Rosenthal. Im Sediment Lymphocyten.

Die Punktion ist vollkommen schmerzlos. Stuhl andauernd nur auf Einlauf, Urin geht unwillkürlich ab. Die Lähmung ist sehr fortgeschritten: es werden nur noch ganz geringe Flexionsbewegungen der Zehen beiderseits gemacht. Die Kraft der Arme und Hände (Dynamometer) rechts 25, links 20, normal.

Elektrische Untersuchung: Bei faradischer Reizung erfolgen bei Rollenabstand 2 Zuckungen, leicht wurmförmig. Galvanische Reizung des Nerv. peron. KSZ 1,0, AÖZ 4,0, ASZ 4,6, KÖZ ∞, nicht auslösbar wegen KS-Tetanus. Also keine EAR.

1. 11. Die Grenze der Anästhesie reicht nur noch bis zu einer Verbindungslinie der Trochanteren. Mehr spontane Zuckungen.

6. 11. Schmerzempfindlichkeit bis zu den Knien vorhanden. Berührungsempfindung vollkommen wieder da, doch ermüdet das Kind leicht, so daß von den Knien ab nicht immer richtig angegeben wird. Warm wird bis zu den Knien empfunden, kalt nicht. Urindrang wird verspürt, doch dauert die Entleerung mindestens $^1/_4$ Stunde. Näßt nicht mehr ein.

11. 11. Kann die Beine einzeln erheben, ermüdet aber schnell. Links kein Fußklonus mehr. Spitz und stumpf wird an den Unterschenkeln nicht unterschieden.

25. 11. Alle Empfindungsqualitäten vorhanden. Reflexe noch lebhaft. Bewegungen der Beine ataktisch.

8. 12. Ataktischer Gang, kann jedoch mit Unterstützung gehen.

21. 12. Gang beinahe normal, Patellarreflexe noch sehr gesteigert. Geheilt entlassen.

Therapie: Zuerst einmal Aspirin, dann dauernd Urotropin, Bäder, später Massage.

Da das Kind aus einer Straße stammte, in der wir Fälle von Kinderlähmung beobachtet hatten und es auch nach der Anamnese Beziehungen zu anderen Gegenden, wo Kinderlähmung herrschte, gehabt hatte, so dachten wir bei der Aufnahme zunächst an Poliomyelitis. Die genauere Untersuchung ergab dann das Bestehen einer Myelitis. Der Herd mußte in den oberen Dorsalteil des Rückenmarks verlegt werden und fast den gesamten Querschnitt einnehmen. Ob man als infektiöse Ursache nun irgendein anderes Virus annimmt oder, was eigentlich näher liegt, die Erkrankung doch in Beziehung bringt zu der hier herrschenden Epidemie von Poliomyelitis, muß der Beurteilung jedes einzelnen überlassen werden.

g) Poliomyelitis.

1912/13 2, 1913/14 17 Fälle; 11 Knaben, 8 Mädchen; chronisch 4, akut 15.

Alter:		Zeit:	
0—1	1	Juli	2
1—2	2	August	3
2—3	4	September	5
3—4	3	Oktober	3
4—5	1	November	2
5—6	3	Dezember	2
6—7	1	?	2
7—8	2		
8—9	2		

Initialsymptome: Nackensteifigkeit, Appetitlosigkeit, Krämpfe, Schweiß, plötzliches Erblassen je 1 mal; Halsentzündung 2 mal; Kopfschmerzen, Urinverhaltung je 3 mal; Erbrechen, Verstopfung je 4 mal; Fieber 8 mal, Schmerzen in Rücken und Gliedern (spontan, bei Bewegung und Berührung) 10 mal.

Beruf der Eltern: Büglerin, Trambahner, Schreiner, Kürschner, Koch, Tapezierer, Metzger, Weinhändler, Gärtner je 1 mal, Arbeiter (Taglöhner) 3 mal, unbekannt (Pflegekinder) 7 mal.

Die **motorische** Lähmung betraf: 1. 1 oder 2 Beine 10; 2. 1 oder 2 Arme 1; 3. kombinierte Lähmung von Bein- und Rumpfmuskulatur 5; 4. die gesamte Körpermuskulatur 1; 5. kombinierte Lähmung spinaler und Gehirnnerven 2 (enzephalitische Form).

Auffallend häufig wurden Sensibilitätsstörungen beobachtet, und zwar nicht nur im akuten Stadium, sondern sie hielten noch wochenlang während der Rekonvaleszenz an.

Sensibilitätsstörungen fanden sich: 1. spontan 6; 2. auf Druck längs der großen Nervenstämme 6; 3. bei Dehnung des Nervus ischiadicus (Laseguesches Phänomen) 6.

Die häufige Beteiligung der sensiblen Sphäre führte wiederholt zu differentialdiagnostischen Schwierigkeiten gegenüber echter Neuritis (s. unten). Andererseits hatte die Furcht vor Schmerzen bei Bewegungen bei einem Kind eine willkürliche Fixierung des rechten Kniegelenkes zur Folge, deren Unterscheidung von echter Kontraktur schwierig war.

Karl Sch., 2 Jahre, erkrankte anfangs Oktober 1913, konnte plötzlich morgens nicht aufstehen, blieb regungslos im Bett liegen, alles tat ihm weh, man durfte ihn nicht anfassen. Urinverhaltung. Nach einiger Zeit konnte Patient sich wieder aufsetzen, die Beine etwas bewegen; die Arme waren von Anfang an frei.

Aufgenommen 30. 10. 13; sehr fettes Kind mit schwammiger, schlaffer Muskulatur, mäßiger Rachitis, Lunge, Herz, Abdomen frei. Mandeln groß, zerklüftet. Nimmt passive Rückenlage ein. Bauchdecken-, Kremasterreflex beiderseits + Patellar-, Achillessehnenreflexe, Babinski beiderseits —. Sehnenperiostreflex am Oberarm beiderseits +.

Beide Beine liegen im Knie flektiert nach außen rotiert da. Auf Reizung wird das linke Bein nur wenig, das rechte kräftig angezogen. Passive Beugung und Streckung im Knie und Hüftgelenk links ohne jeden Widerstand. Schlaffe Lähmung des linken Beines. Starke Schmerzen (Schreien) bei Streckung des im Knie in Beugestellung fixierten rechten Beines. Spitzfußstellung beider Füße (pedalspasmenartig), Zehen krampfhaft flektiert gehalten, leisten der Streckung erheblichen Widerstand. Lasegue +. Rechter Fuß in Abduktionsstellung. Achillessehnen beiderseits kontrahiert. Beim Aufheben des Kindes hängt das linke Bein schlaff herab, nach innen rotiert; stützt sich auf das rechte Bein, das beim Liegen angehoben werden kann. Auf Einspritzung von 0,003 Morphium (18. 11.) zur Beseitigung der Schmerzen (Tezner) keine Aufhebung der Kontraktur; Besserung durch regelmäßige passive Bewegungen (Massage).

Blutuntersuchungen: Susanne H., 3 Jahre. Erkrankt Mitte August. Aufgenommen 30. 8. 1913.

2. 9.	18 400	Leukocyten	3%	Eosinophile
19. 9.	10 600	,,	15%	,,
22. 9.	13 100	,,	8,5%	,,
29. 9.	16 200	,,	10%	,,

Karl S., 2 Jahre. Erkrankt Anfang Oktober. Aufgenommen 30. 10. 1913.

30. 10.	9 500	Leukocyten	15%	Eosinophile
31. 10.	9 000	„	10%	„
1. 11.	9 500	„	12%	„
4. 11.	11 200	„	16%	„
12. 11.	9 400	„	6%	„

Erich D., 3 Jahre. Erkrankt 2. 10. Aufgenommen 6. 10. 1913.

6. 10.	8 200	Leukocyten	5%	Eosinophile
8. 10.	8 100	„	8,5%	„
15. 10.	10 500	„	9%	„
22. 10.	12 400	„	11%	„

Max W., 2 Jahre. Erkrankt 8. 9. Aufgenommen 16. 9. 1913.

16. 9.	9 000	Leukocyten	16%	Eosinophile
17. 9.	6 200	„	17%	„
18. 9.	9 400	„	17%	„
19. 9.	9 800	„	10%	„
20. 9.	9 800	„	15%	„
22. 9.	13 300	„	13%	„
24. 9.	12 500	„	11,5%	„
30. 9.	5 400	„	9,5%	„
7. 10.	8 400	„	5%	„
14. 10.	10 500	„	6%	„
25. 10.	11 400	„	2%	„
1. 11.	9 400	„	1%	„

Blutbild: Leukopenie (E. Müller) fand sich in keinem Fall. Dagegen wurden nach Ablauf des akuten Stadiums bei verschiedenen Kindern ganz abnorm hohe Werte der eosinophilen Zellen nachgewiesen. Die Untersuchungen wurden um 11 vorm. oder um 4 nachm. vorgenommen. Würmer und Hautkrankheiten wurden nicht beobachtet. Daß die Therapie (Aspirin, Einreibungen mit Ungt. Credé, Schwitzen, Massage) von Einfluß auf das Blutbild war, ist nicht anzunehmen, da die Eosinophilie nach Aussetzen der Therapie nicht verschwand, während sich andererseits bei anderen Kindern bei der gleichen Behandlung keine Vermehrung der Eosinophilen zeigte. Sollte sich dieser Befund bei weiteren Untersuchungen bestätigen, so wäre das Blutbild wohl als postinfektiöse Eosinophilie aufzufassen, falls es nicht zufällig Kinder waren, die auch in gesunden Tagen eine erhöhte Zahl der eosinophilen Zellen zeigten. Dagegen spricht aber das spätere Absinken der Werte.

Die Röntgenuntersuchung der gelähmten Extremitäten ergab Atrophie der Knochen, 3 mal mit lamellöser Querstreifung, die in 2 Fällen ausgesprochen, in einem Fall nur angedeutet war.

Die Untersuchung des Blutserums (11 mal) und des Lumbalpunktates (2mal) nach Wassermann fiel stets negativ aus (entgegen Plaut, Rehm und Schottmüller).

Von den 11 Serumproben wurden 7 innerhalb der ersten 10 Tage der Erkrankung vorgenommen. Am 1. Tag 1; am 7. Tag 1; am 8. Tag 1; am 9. Tag 2; am 10. Tag 2.

In dem einen Lumbalpunktat fanden sich am 10. Tag der Erkrankung die Lymphocyten vermehrt, 14 Zellen (nach Rosenthal). Sacch. Nonne, Braun-Husler —, Albumen +.

Die Mannigfaltigkeit der Symptome bei Poliomyelitis führte wiederholt zu Fehldiagnosen. Ein Kind wurde wegen Schmerzen in der Hüftgelenksgegend als an Koxitis erkrankt eingewiesen; bei einem Kind, das zum Exitus kam (s. unten), schwankte die Diagnose zwischen aufsteigender Polyneuritis und Poliomyelitis. In einem weiteren Fall (s. S. 105) kam Myatonia cong. differentialdiagnostisch in Betracht.

Ein Zusammenhang zwischen den einzelnen Krankheitsfällen ließ sich nicht feststellen; sie stammten meist aus den peripheren Stadtteilen. Eine Übertragung auf andere Kinder fand nicht statt, obgleich die erkrankten Kinder, auch die frischen Fälle, nicht isoliert wurden.

Behandlung: Akute Kranke wurden auf Wasserkissen gelegt, möglichst ruhig gehalten. Schwitzpackung (elektrisches Lichtbad), Aspirin. Urotropin, 3 mal täglich 0,5 g. Leichte Einreibungen mit Ungt. Credé. Nach etwa 4 Wochen Beginn mit Massage und heilgymnastischen Übungen (Schwedin). Bäder. Bei chronischen Fällen Massage, Elektrizität, lokale Schwitzpackung der gelähmten Extremitäten. Im allgemeinen legen wir im Kindesalter größeren Wert auf regelrechte Massage und Heilgymnastik, als auf Elektrisieren, das meist die empfindlichen Kinder unnötig erregt.

Ausgang: Ungeheilt (z. T. infolge frühzeitiger Entlassung wegen interkurrenter Krankheiten) 6; gebessert 10; bedeutend gebessert 1; geheilt 2.

h) Polyneuritis.

Am 25. 12. 1912 wird der 10jährige Karl B. wegen „Influenza" in schwer krankem Zustand eingeliefert.

Erstes Kind, Zangengeburt, 2 gesunde Geschwister. Im ersten Jahr Lungenentzündung, Krämpfe. Masern, Wasserblattern. Ohrenlaufen. Mit 4 Jahren Mandelentzündung. Vor 8 Tagen erkrankt mit Müdigkeit, Erbrechen; Fieber wurde nicht bemerkt. Starke Kopf- und Rückenschmerzen. Stuhl, sonst regelmäßig, jetzt verhalten. Patient merkt nicht, wenn er Wasser lassen muß. Angeblich keine Halsentzündung vorangegangen. Seit 2 Tagen fällt nasale Sprache auf, klagt über Wadenschmerzen. Grazil gebauter Knabe in reduziertem Ernährungszustand. Thorax schmal, Lunge frei, Atmung rechts anscheinend erschwert. Herz o. B. Abdomen flach, eingesunken. Leber, Milz nicht vergrößert. Tonsillen groß, gerötet, hintere Rachenwand mit weißem, zähem Schleim bedeckt. Augenmuskeln frei. Pupillarreflex vorhanden. Bauchdecken-, Kremaster-, Patellar-, Achillessehnenreflexe fehlen; kein Babinski, kein Kernig, geringe Nackensteifigkeit. Nervenstämme auf Druck sehr schmerzhaft. Sprache gaumig, schnufflig. Sensorium frei. Parese bzw. schlaffe Lähmung beider oberen und unteren Extremitäten sowie der Rückenmuskulatur.

Pi., Di. —, Temperatur um 37,8°, Albumen Spuren. Wa. in Lumbalflüssigkeit —, im Blut schwach +; Beurteilung beeinträchtigt infolge starker Eigenhemmung des Serums.

26. 12. Gefühl von Hitze, Hypersensibilität, Dysphagie, Verschlucken. Nasenreflexe fehlen. Dysarthrie. Abends Atemnot, Trachealrasseln, Nasenschleim muß mit Tupfern entfernt werden. Zyanose, Ausstoßen von Schleim gelingt schwer, Regurgitieren von Flüssigkeiten.

27. 12. Bewegungen im linken Knie- und Fußgelenk möglich, rechts nicht. Obere Extremitäten ebenfalls gebessert; der erhobene Arm kann etwas länger gehalten werden als früher. Reflexe erloschen.

28. 12. Bild der schwersten Prostation bei völlig klarem Bewußtsein. Starke Zyanose und Dyspnöe, Trachealrasseln. Ausgeprägtes Gefühl der inneren Hitze (will nackt liegen), Sitzen nicht möglich, Kopfheben nur für Augenblicke möglich. Die linken Extremitäten können erhoben werden, ermüden aber leicht, die rechten nur bis zu einem gewissen Grad beweglich. Stimme aphonisch, heiser. Starke Rachialgie. Nerv. ischiad. auf Dehnung äußerst schmerzhaft, rechts stärker als links. Über den Lungen sehr dichtes Rasseln, Atemgeräusch nicht durchhörbar, r. h. u. intensive Dämpfung, Puls leidlich.

29. 12. Herzschwäche. Steifheit der ganzen Wirbelsäule, bei Bewegungsversuchen äußerst schmerzhaft. Allgemeiner Druck- und Dehnungsschmerz der peripheren Nerven. Tod infolge Atemlähmung bei völlig intaktem Bewußtsein.

Die klinische Diagnose schwankte zwischen Poliomyelitis (aufsteigende Lähmung) und Polyneuritis.

Anatomische Diagnose: Doppelseitige Pneumonie, Poly-neuritis.

Die mikroskopische Untersuchung des Rückenmarks und der peripheren Nerven ergibt eine akute Polyneuritis im Anfangsstadium, welche die peripheren Nerven und Wurzeln bis zu ihrem Eintritt in die Pia betroffen hat. Das Zentralnervensystem erscheint völlig frei (Dr. Doinikoff — neurologisches Institut).

Hätte sich der Fall während einer Epidemie von Kinderlähmung ereignet, so wäre er wohl rein klinisch der akutesten und ausgebreitetsten Form (Landrysche Paralyse) der Poliomyelitis zugezählt worden. An diese Krankheitsform war von uns gedacht worden. Diese Diagnose wäre auch berechtigt gewesen, wenn sich in den motorischen Zentren im Gehirn-Rückenmark entzündliche Infiltrationsherde gefunden hätten. Erst der negative Ausfall der anatomischen Untersuchung des Zentralnervensystems ließ die Krankheit als reine Polyneuritis erkennen und damit von der klinisch der Polyneuritis ähnlichen Form der akuten Kinderlähmung trennen.

Neuritis alcoholica. Daß auch verhältnismäßig geringe Mengen Alkohol bei längerem Genuß im Kindesalter schädlich wirken und zu neuritischen Erscheinungen führen können, lehrt folgende Krankengeschichte:

Johann W., 13 Jahre, uneheliches Kind, hat seiner Angabe nach Anfälle von Bewustseinstrübung gehabt, während derer er mit den Händen schlagende Bewegungen in der Luft ausführte, dabei phantasierte und lachte. Er will in einem Kino die begleitende Musik auf dem Klavier gespielt haben.

Kräftig entwickelter Knabe. Milz eben palpabel. Korneal-, Konjunktival- und Würgreflex stark herabgesetzt. Augenhintergrund (Augenklinik): Sehnerven normal, Gesichtsfeld für Weiß, Grün und Rot völlig normal. Bauchdecken-, Kremasterreflexe +, Babinski —, Patellarreflex beiderseits nicht auslösbar (auch nicht im Bad). Genitalien infantil. Urin o. B. Pi., Wa. —.

Glaubt Patient sich unbeachtet, so verhält er sich die ersten Tage ruhig; wenn man in seine Nähe kommt oder an sein Bett tritt, schüttelt er sich, als wenn er Frost hätte, oder zuckt blitzartig zusammen. Nach einigen Tagen stellt sich heraus, daß die Angaben über sein Spielen im Kino erfunden sind. Patient gibt an, daß er häufig an Träumen leidet, in denen ihm Gitter und Mauern den Durchgang verwehren und ihn ringsum einschließen. Ebenso spielen Männer, die mit erhobenen Knütteln auf ihn eindringen und ihn erschlagen wollen, eine große Rolle. Er wacht dann öfters vor Schrecken auf. Manchmal ließ er Urin ins Bett, und auch am Tag kam hin und wieder unfreiwilliges Urinlassen vor. Er gibt zu, abends immer eine große Flasche Bier mit seiner Mutter geteilt zu haben. Der Lehrer schreibt, daß der Knabe in der Schule auf dem Land von 22 Schülern der 4. und ordentlich und brav gewesen sei. Häusliche Verhältnisse schlecht.

Die Achillessehne ist beiderseits äußerst druckempfindlich, Patient zuckt blitzartig zusammen, wenn man die Sehne drückt. Ebenso sind die großen Nervenstämme und die Muskeln, namentlich an den unteren Extremitäten, auf Druck sehr schmerzhaft. Kein Romberg, keine Schwäche, keine Ataxie beim Gehen, Sensibilität in allen Qualitäten intakt. Pupillenreaktion normal. Blasen-Mastdarmfunktionen o. B. Elektrische Prüfung o. B.

Bei der Diagnose kam Hysterie zunächst in Betracht, wurde aber später wieder fallen gelassen. Das dauernde, auch bei der Entlassung nach 4wöchigem Krankenhausaufenthalt nachweisbare Fehlen der Patellarreflexe, die Schmerzhaftigkeit der Muskeln und Nervenstämme in symmetrischer Verteilung über beide Extremitäten, die Beeinträchtigungsideen und phantastischen Sinnestäuschungen des Knaben legten zusammen mit dem zugestandenen Alkoholgenuß die Diagnose Alkoholneuritis nahe. Bei der Entlassung bestand noch die Herabsetzung des Würg- und Kornealreflexes, ferner fehlten die Patellarreflexe, während die Schmerzhaftigkeit an Muskeln und Nerven verschwunden war. Behandlung bestand in Bädern, psychischer Beeinflussung und Diät.

i) Hemiplegie und Aphasia postdiphtherica (Embolie der Art. fossae Sylvii sin.).

Anna Sch., 9 Jahre, erkrankte 14 Tage vor der Aufnahme (6. 3. 1914) an Erbrechen und Schmerzen im Leib. Sie wird seitdem öfters plötzlich blaß, klagt über Kopf- und Leibschmerzen, so daß sie sich hinlegen muß; nach etwa 15 Minuten Wiederkehr der Farbe, Kind fühlt sich wohler.

Das mittelkräftige Kind zeigt große Blässe der Haut und Schleimhäute sowie Zyanose der Extremitäten und Ödem der Fußrücken. Über beiden Lungen ausgebreitetes Rasseln, R. H. U. verkürzter Schall und abgeschwächtes Atmen. Atmung sehr beschleunigt (bis 40), Reizhusten. Puls klein, unregelmäßig, 120—130. Herz: Grenzen nach rechts um 2 Querfingerbreite verbreitert, nach links 2—3 Querfinger über die Mammillarlinie hinausragend. Töne leise, rein. Leber stark vergrößert, halb bis zu Nabelhöhe herabreichend. Milz nicht palpabel. Reflexe: Patellar, Fußklonus, Babinski beiderseits —, Pi., Wa., Di. —. Urin: Albumen +, Erythrocyten +, granulierte Zylinder +.

Nach 2 Tagen wesentliche Besserung auf Infus. Digital. und Kodein zur Beruhigung. Leberschwellung sehr zurückgegangen, Puls kräftiger, Herzfigur die nämliche; gute Diurese.

Es wurde eine Dilatation und Myokarditis, vermutlich nach Diphtherie, mit folgender Stauung in Leber und Lunge und neuritischer Lähmung (fehlende Patellarreflexe) angenommen.

Am 10. 3. morgens ganz verändertes Krankheitsbild: Puls und Atmung außerordentlich verlangsamt. Lähmung der rechten Gesichtshälfte. Zunge weicht nach rechts ab, Extremitäten können bewegt werden. Kind vermag nicht zu schlucken, sagt nur „au", Augenbewegungen frei, Pupillen gleich weit, reagieren. Harnflut.

11. 3. Seit heute nacht werden rechter Arm und rechtes Bein nicht mehr bewegt. Bauchdeckenreflex links +, rechts —; Babinski rechts +, Patellarreflexe fehlen beiderseits. Augenhintergrund o. B. Kornealreflex rechts deutlich herabgesetzt. Sensibilität erhalten. Schluckt, wenn auch mühsam. Puls sehr langsam. Schläft viel, gähnt. Lacht zuweilen, scheint alles zu verstehen, kann nicht sprechen. Läßt unter sich. Im weiteren Verlauf langsame Besserung der Symptome.

16. 3. Versucht mit der linken Hand zu schreiben (vorgeschriebene Worte); es besteht aber große Ermüdbarkeit.

24. 3. Patellarreflex rechts lebhaft, links —. Andeutung von Fußklonus rechts, Babinski rechts zweifelhaft, eher +.

25. 3. Kann verschiedene Worte nachsprechen, doch fällt es ihr schwer, besinnt sich lange und weiß manche Gegenstände nicht zu bezeichnen.

31. 3. Patellarreflex links +, rechts lebhaft, gesteigert. Deutlicher Fußklonus rechts.

Die genauere Untersuchung nach dem Beevorschen Schema ergibt folgenden Befund:

1. Sie kann spontan Worte, aber nur vereinzelte äußern, kann k und g nicht aussprechen (sagt „Tamm" für „Kamm"). Zusammenhängend kann sie nicht sprechen.

2. Versteht Worte, die sie hört; berührt auf Befehl die Nase, schließt die Augen, kann mitsummen, wenn die anderen Kinder singen.

3. Schriftlich aufgefordert, die Zunge zu zeigen, kann sie es nicht lesen und zeigt die Zunge nicht.

4. Nach langem Besinnen schreibt sie mit der linken Hand ganz gut.

5. Gedruckte Buchstaben kann sie lesen und nachschreiben.

6. Kann nicht nach Diktat schreiben, erst nach langer Übung einige Worte, am besten ihren Namen, die Namen der Schwestern.

7. Kann Gegenstände, deren Namen sie hört, finden.

8. Kann einzelne Worte undeutlich nachsprechen: Guten Tag usw.

9. Bleistift, Schlüssel erkennt sie und nennt die Namen, wenn auch sehr undeutlich; Uhr, gezeigt, erkennt sie nicht.

10. Versteht Gesten und mimische Bewegungen.

Ferner wird folgendes konstatiert: Für „Pferd", im Bilderbuch gezeigt, schreibt sie „Pfund". „Kirche" geschrieben, wird im Bilderbuch wieder erkannt. Bild „Schiff" gezeigt, kann sie benennen, jedoch nicht schreiben, auch nicht, nachdem es ihr vorgesprochen ist.

Es besteht also eine motorische Aphasie mit gleichzeitiger leichter Störung des sensorischen Schreibzentrums (Paragraphie) und Sprachzentrums (Paraphasie).

Bei der späteren Entlassung ist der Wortschatz etwas größer geworden, sonst besteht ziemlich der gleiche Befund. Ferner findet sich: das rechte Augenlid ist bei Lidschluß leichter zu öffnen als das linke. Die rechte Nasolabialfalte ist leicht verstrichen, beim Lachen wird die Fazialisparese deutlich. Die Zunge wird gerade herausgestreckt. Sie kann den rechten Arm mit Hilfe der Schultermuskulatur bis zur Horizontalen heben; Handdruck unmöglich. Sie geht, indem sie das rechte Bein im Bogen nach vorn herumwirft.

Nicht ganz einfach ist die Deutung der vorhandenen Hirnläsion; für eine Blutung würde das langsame Auftreten der Lähmung der rechten Extremitäten sprechen. Die Blutung müßte aber einen sehr großen Bezirk betroffen haben. Dagegen spricht das jugendliche Alter und die negative Wassermannsche Reaktion. Wahrscheinlicher ist wohl die Annahme einer Embolie in die linke Art. Foss. Sylvii bei Herzdilatation. Es müßte der Hauptstamm vor Abgang der Äste betroffen sein, aber so, daß vielleicht zunächst der Embolus nicht das Lumen völlig ausfüllte, sondern auf der Gefäßgabelung ritt.

VII. Erkrankungen der Sinnesorgane.

1. Angeborene familiäre Ptosis.

Das Kind Heinrich E., $2^1/_2$ Jahre, leidet an Pneumonie mit Zeichen von Meningitis.

Spastische Streckstellung der Beine, namentlich rechts; Zehen, besonders rechts in Dorsalextension. Dauerbabinski. Reflexe: Bauchdecken, Kremaster, Patellar beiderseits gesteigert, Kernig, Nackensteifigkeit +, Pi. —. Urin frei. Trommelfell beiderseits matt, rechts Injektion des Hammergriffes. Nach Parazentese rechts Otitis med. purul. Ataxie der Arme.

Daneben findet sich: Die rechte Lidspalte ist schmäler als links, es besteht Ptosis; rechte Pupille kleiner als linke; beim Blick geradeaus stehen beide Pupillen in gleicher Höhe. Strabismus converg. altern. leichten Grades. Hintergrund normal bis auf leichte Venenerweiterung rechts. Reaktion auf Licht und Konvergenz beiderseits normal. Bei Kokainisierung beider Augen erweitern sich die Pupillen beiderseits, jedoch rechts weniger stark als links; die Ptosis rechts bleibt bestehen.

Unter diesen Umständen lag der Gedanke an eine entzündliche Affektion des Gehirns (Enzephalomeningitis) nahe.

Die Lumbalpunktion ergab: Druck 120 mm, Albumen Spuren, Nonne leichte Trübung, Zucker —, 2 Zellen nach Rosenthal.

Es lag also nur Meningismus vor. Dies wurde auch durch den weiteren Verlauf der Krankheit bestätigt. Unter Zurückgehen aller nervösen Reizerscheinungen konnte das Kind geheilt entlassen werden, nur die Ptosis und die engere Pupille rechts blieben bestehen. Mittlerweile hatte sich herausgestellt, daß die Mutter des

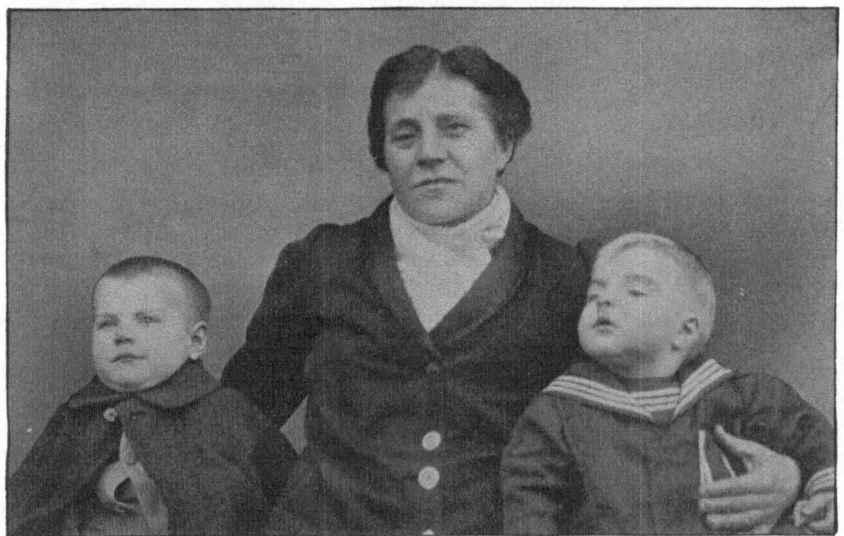

Abb. 4.   Angeborene familiäre Ptosis.

Kindes eine ausgesprochene Ptosis rechts hat und ein jüngerer Bruder des Patienten an doppelseitiger Ptosis leidet.

Es handelt sich demnach um eine angeborene familiäre Form von Ptosis, vermutlich auf Grund einer nukleären Dysplasie im rechten Okulomotoriusgebiete (s. Abb. 4).

2. Glaukom des rechten Auges.

Ernst J., 7 Monate, war wegen Ernährungsstörung vom 29. 10. bis 19. 11. 1913 in der Klinik behandelt worden; wurde dann wegen Nasendiphtherie verlegt. Eine Störung an den Augen wurde während dieser Zeit nicht wahrgenommen. Am 16. 1. 1914 wird in der Poliklinik eine Vergrößerung des rechten Auges bemerkt und die Diagnose auf Glaukom gestellt.

Befund (Augenklinik): Rechtes Auge stark vergrößert, Tension plus 2. Excavatio Nerv. opt. glaucomatosa. Atrophia Nerv. opt. Linkes Auge normal. Eserin $^1/_4$% 4 mal täglich. Die Mutter erscheint erst am 1. 2. 1914 wieder. Kind wird aufgenommen. Befund: Buphthalmie. Excavatio Nerv. opt. glaucomatosa. Am 2. 2. Trepanatio sclerae nach Elliot mit peripherer Iridektomie, später Eserin. 15. 2. Auge fast normal. Tension plus 1.

Dieser Fall von Glaukom dürfte dem Alter des Kindes nach einer der jüngsten sein, die beobachtet worden sind.

3. Membrana pupillaris persistens.

Bei dem 14 jährigen Knaben Wilhelm S., der an Aorteninsuffizienz leidet, sind als Nebenbefund auf der Linse des rechten Auges bräunlich pigmentierte Reste einer Pupillarmembran sichtbar.

4. Mikrophthalmie (doppelseitiger angeborener Staar).

Theodor S., 10 Monate, 7-Monatskind mit 3 Pfund Gewicht, keine Mißfälle, immer mangelhafte Zunahme, läßt stets einen Teil der Nahrung wieder herauslaufen, liegt schlaff apathisch da, weint nie, verlangt nie von selbst zu trinken. Verstopfung. Wird hereingebracht, weil er in den letzten Tagen überhaupt keine Nahrung mehr zu sich nimmt.

Mittelgroßes Kind, Gewicht 6790 g, von blaßgrauer Farbe mit schwammiger pastöser Haut und schlaffer Muskulatur. Mäßige Rachitis (Brust und Extremitäten). Froschbauch, schlaffe Bauchdecken mit Muskeldefekt (schwache Stelle im Gebiet des Musc. obliq. abd. ext. sin.), so daß bei Aktion der Bauchpresse kugelige Vortreibungen am linken Unterbauch und in der Lendengegend entstehen. Milz überragt den Rippenbogen um 1 Finger breit. Linke Niere als kugeliger Tumor tastbar. Andeutung von Sattelnase. Herz, Lunge, Leber, Urin o. B. Pi., Wa. —. Mikrophthalmus, Katarakt beiderseits, zeitweise Nystagmus horizontalis und verticalis, Pupillenreflex nicht auslösbar. Kremaster, Patellarreflex beiderseits vorhanden. Motilität ungestört. Intelligenz sehr zurück. Nahrungsaufnahme sehr kapriziös. Gland. Thyreoid. nicht herauszutasten. Wegen des pastösen, myxoiden Habitus Versuch mit Fütterung von Gland. thyreoid. Merck. $^1/_4$ Tabl. Ungeheilt entlassen.

VIII. Erkrankungen der Drüsen.

1. Myxödem. 1912/13 1 Mädchen, 1913/14 1 Knabe, 1 Mädchen.

1. Siehe Götzky-Weihe, Über die Bedeutung der Epiphysenschatten beim Myxödem (Zeitschr. f. Kinderheilk. Bd. XI, 1914).

Normale Entwicklung des Knaben bis zum 8. Monat. Mit der Entwöhnung setzte eine Hemmung der körperlichen und geistigen

Funktionen ein, besonders unter dem Einfluß interkurrenter Erkrankungen (Masern, Grippen). Obstipationen.

4jähriger Knabe von proportioniertem Zwergwuchs. Kein ausgesprochener myxödematöser Habitus.

Die Körpermaße nach der Pirquetschen Tafel sind:
Größe: 83 cm statt 99 (— 16);
Gewicht: 10,7 kg statt 12,2 (— 1,5);
Kopfumfang: 48 cm (ungefähr die Maße eines 2jährigen Kindes).

Die Haut ist blaß mit einem Stich ins Gelbe, und fühlt sich rauh und trocken an. Fettwülste im Nacken am Trapeziusrande. Drüsen nicht geschwollen, Kubitaldrüsen nicht palpabel. Die Muskulatur ist schlaff, der Haarwuchs sehr spärlich, die Haare sind kurz und spröde (borstenartig).

Der Schädel ist ziemlich groß, die Stirn niedrig, ausgesprochener Sulcus coronarius, der Nasenrücken breit, leicht muldenförmig vertieft, die Lippen leicht gewulstet, die Zunge breit und dick, Gebiß gut entwickelt (19 Zähne), Jochbeine hervorspringend; Hals kurz, gedrungen. Mittellappen der Schilddrüse nicht palpabel.

Stumpfwinklige Kyphose im Bereich der unteren Brust- und oberen Lendenwirbelsäule. Innere Organe o. B. Puls verlangsamt (80).

Abdomen vorgewölbt, kleiner Nabelbruch. Penis verkümmert, Skrotum kaum ausgebildet, doppelseitiger totaler Kryptorchismus.

Stuhl geformt, erfolgt nur auf Einlauf.

Reflexe etwas träge, Kind ist geistig zurückgeblieben.

Pi. —, Wa. —.

Nach den Röntgenbildern entsprach die Knochenkernentwicklung der eines $1^1/_2$ jährigen Kindes. An den Epiphysen sämtlicher Röhren- und platten Knochen fanden sich je 4, einander parallel verlaufende, breite Schattenstreifen. Wir erklärten sie durch die Annahme, daß bei einem hypothyreotisch konstituierten Kinde eine intermittierende Dysthyreosis mit Ausgang in Athyreosis besteht. Einen Beweis dafür, daß das Auftreten eines Schattenstreifens jeweils auf Schilddrüseninsuffizienz beruhe, konnten wir dadurch erbringen, daß sich auf eine Thyreoidinkur hin normales Knochengewebe bildete, während nach Aussetzen der Kur an sämtlichen Epiphysen ein neuer Schattenstreifen auftrat (s. Abb. 5a—c). Unter der Behandlung besserte sich das psychische Verhalten des Kindes, es wurde lebhafter. Der Stuhl erfolgte regelmäßig. Längenzunahme $2^1/_2$ cm.

2. $3^1/_4$ jähriges Mädchen. Aus der Anamnese sind langdauernde Obstipationen, Unsauberkeit, Sprachmangel hervorzuheben.

Proportionierter Zwergwuchs. Länge 80 cm (—13,0), Gewicht 12 kg (—2,45). Pi. —, Wa. —. Myxödematöse Beschaffenheit der Haut, besonders der Extremitäten und des Nackens. Lanugoartige Behaarung des Rückens und der Arme. Struppiger Haarwuchs. Schräggestellte Augen, platte Nase, gewulstete Lippen, dicke, zum Munde herausdrängende Zunge. Operierte Hasenscharte. Kein Nabelbruch. Verlangsamter Puls. Innere Organe o. B. Obstipiert.

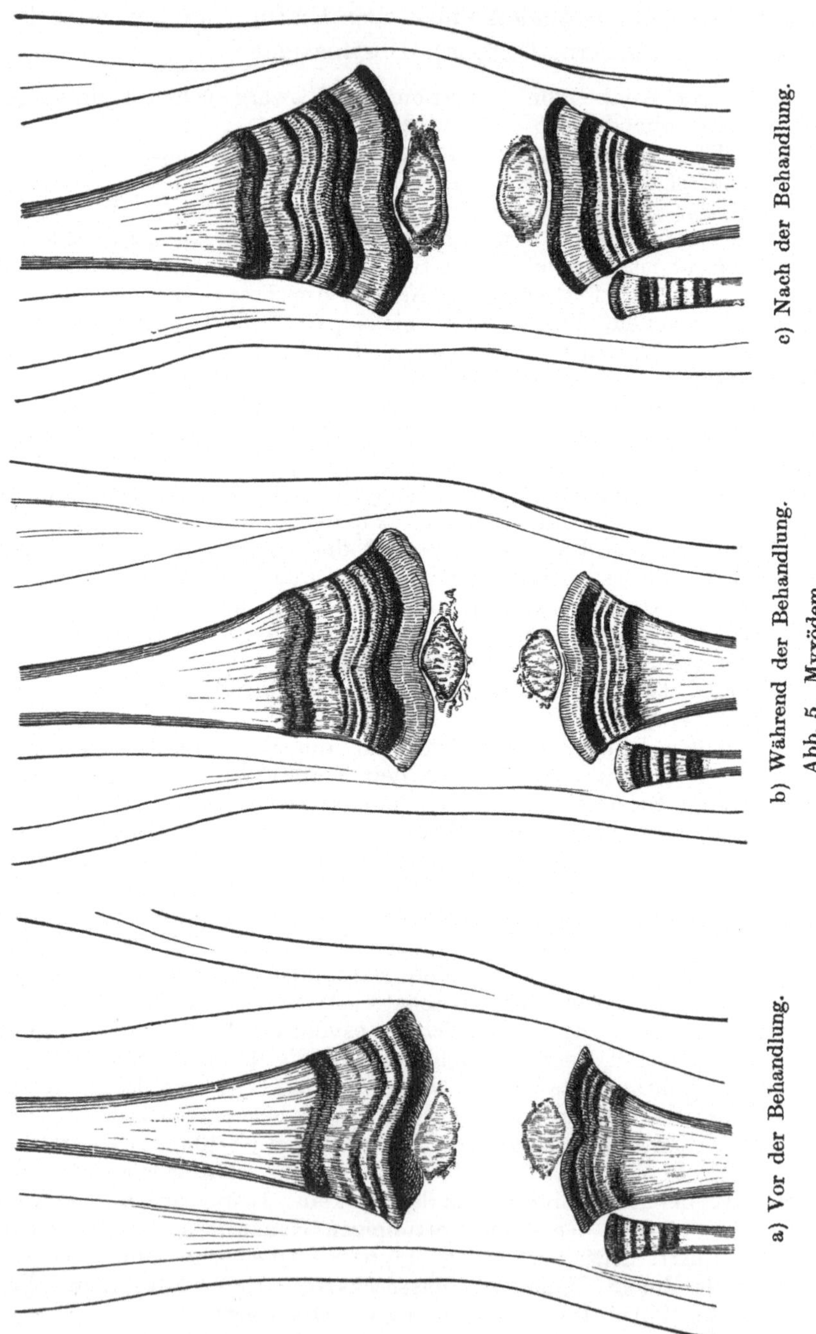

c) Nach der Behandlung.

b) Während der Behandlung.

Abb. 5. Myxödem.

a) Vor der Behandlung.

Phlegmatisch, spricht nicht, Neigung zu Zornanfällen.

Röntgenbilder. Hand: Knochenkerne des Capitatum und Hamatum vorhanden (normal in diesem Alter 5—6 Kerne). Es fehlen sämtliche Knochenkerne der Metakarpalien und Phalangen. An der Epiphyse von Radius und Ulna ein breiter Querstreifen.

Femur und Tibia zeigen an den Epiphysen feine, nur teilweise die Knochenbreite ganz durchlaufende Querschatten (10 an der Zahl). Sie sind nach ihrer Form und, weil sie nicht an allen Knochen vorhanden sind, nicht als für Myxödem charakteristisch anzusehen, sondern entsprechen den bei atrophischen und auch normalen Knochen gefundenen Linien.

Dreimonatige Thyreoidinbehandlung, beginnend mit 0,025 g, ein um den andern Tag bis 0,1 g pro die. Bei letzterer Dosis bekam das Kind Aufregungszustände, so daß wir auf die halbe Dosis zurückgehen mußten.

Zuerst schwand die myxödematöse Beschaffenheit der Haut und der kretinoide Gesichtsausdruck. Das Kind wurde lebhaft und zugänglich. Der Stuhlgang erfolgte regelmäßig. Das Kind begann Melodien mitzusingen und war, wenn erregt, durch Musik schnell zu beruhigen. Es lernte nur einzelne Worte sprechen und blieb unsauber. Alles in allem eine deutliche, wenn auch im Endeffekt geringe Besserung.

Gar nicht beeinflußt wurde dagegen das Knochenwachstum. Weder traten neue Knochenkerne auf, noch nahm das Kind an Länge zu. Kein neuer Querschatten.

Epikrise: Myxidiotie. Die Querschatten sind nicht immer myxödematöser Natur, eine intermittierende Dysthyreosis ist also in diesem Falle nicht anzunehmen, sondern eine Athyreosis. Geringe Besserung des myxödematösen Habitus, keine Besserung des Knochenwachstums.

2. Parotitis suppurativa dextra.

Bei einem 8 wöchigen Kind, Jakob M., Gew. 3190 g, das in schwer intoxiziertem Zustand aufgenommen wurde, trat am 10. Tag der Erkrankung als eben bei Frauenmilch Gewichtsstillstand nach anfänglicher Abnahme (Eiweißmilch) sich einstellte, eine Schwellung der rechten Speicheldrüse auf unter Entleerung von dickem, rahmigen, gelben Eiter aus der geröteten und etwas geschwollenen Ausgangsöffnung des Duct. Stenon. In dem Eiter fanden sich Staphylo- und Streptokokken. Ohreneiterung oder Stomatitis (Soor) bestand nicht. Ein Einschnitt auf der Höhe der prallen, schmerzhaften Geschwulst in der Richtung der Fazialisfasern stieß nicht auf Eiter. Behandlung mit feuchtwarmen Aufschlägen und mehrmaligem leichten Ausdrücken des Eiters. Baldige Heilung unter Besserung des Allgemeinbefindens bei Frauenmilch und Anfangsnahrung, später Buttermilch.

IX. Frühgeburten.

Da unsere Erfahrungen über Frühgeburten an anderer Stelle veröffentlicht werden sollen, so mögen hier einige ganz kurze Bemerkungen genügen.

Als Kriterium des Reifezustandes dient in erster Linie das Längenmaß; entsprechend den Anschauungen der Geburtshelfer, nach denen als unterste Grenze der reifen Frucht eine Länge von 47—48 cm gilt, haben wir nur Kinder mit kleineren Längenmaßen als Frühgeburten hier angeführt. Die Größe schwankte zwischen 32 und 47 cm, das Gewicht zwischen 700 und 2200 g. Im Laufe von 2 Jahren sind insgesamt 84 Frühgeburten aufgenommen worden, ein großer Teil von ihnen wurde uns von der hiesigen Frauenklinik überwiesen. Von den 84 Frühgeburten sind 35 gestorben, 49 wurden entlassen, die Mortalität betrug also 41,8%.

Berücksichtigt man, daß unter den 35 Gestorbenen 16 bereits am 1. Tag und von ihnen 12 durch Abkühlung gestorben sind und 4 am 2. Tag, davon 3 an Pneumonien, so ist das Verhältnis der Gestorbenen zu den am Leben Gebliebenen — im Vergleich zu anderen Statistiken — kein ungünstiges. — Von den 49 Entlassenen sind im Laufe der folgenden Monate weitere 14 Frühgeburten in der Außenpflege gestorben. An dieser hohen Sterblichkeit trägt sicherlich die teilweise äußerst mangelhafte Pflege schuld. Ist doch der größte Teil unserer Frühgeburten unehelich geboren.

Auf Grund unserer Erfahrungen halten wir uns zu folgenden Aussagen berechtigt:

Um selbst schwache Frühgeburten hoch zu ziehen, bedarf es nicht der Couveusen; Watteeinwicklung und Wärmekrüge genügen als Wärmequellen.

Ein Teil der Frühgeburten gedeiht besser bei einem Allaitement mixte in der Form von Frauenmilch und Eiweißmilch als bei reiner Frauenmilch.

Bei einer entsprechend hohen Außentemperatur (25—27° Zimmertemperatur) genügt ein kleinerer Energiequotient zum Gedeihen. Beträgt z. B. die Temperatur der Bettwärme 35—36°, so genügen lediglich kleinere Nahrungsmengen, um einen ebenso guten Gewichtsanstieg zu erzielen, wie er eintritt bei größeren Nahrungsquanten und niedrigerer Außentemperaturen. Davon legen zahlreiche Kurven ein glänzendes Zeugnis ab.

In den ersten Stunden und Tagen ist die Abkühlung die häufigste Todesursache der Frühgeburten.

Die allgemeine Lebensprognose der Frühgeburten in den späteren Monaten nach ihrer Entlassung aus der Klinik ist hauptsächlich eine Frage der Pflege.

X. Stoffwechselstörungen.

1. Diabetes.

Wir beobachteten 2 Fälle von Diabetes, die noch jetzt nach Entlassung aus der Klinik in poliklinischer Behandlung stehen.

1. Theodor G. Seit 3 Jahren abgemagert. Seit $1^{1}/_{2}$ Jahren wurde großer Durst und ungewöhnlich starker Appetit bemerkt. Der Knabe ließ sehr viel Urin und roch süßlich aus dem Munde. Die Diagnose wurde damals auf Diabetes gestellt. Der Knabe war während der ganzen Zeit unter ärztlicher Aufsicht und soll 4 Monate lang bei wöchentlich zweimaliger Bestimmung (Polarisation) zuckerfrei gewesen sein.

Aufgenommen 12. 1. 1914. Gut entwickelter Knabe, 12 Jahre alt. Gew. 30,4 kg. Es werden bei kohlehydratarmer Diät 39,2 g Zucker, 340,63 mg Azeton ausgeschieden. Azetessigsäure $+$. Die Kohlehydratzufuhr betrug 161,2 Kal. Blutzucker, 6,249 mg% nach Bang. Es wurden Hafer- und Gemüsetage eingeschoben. Abgesehen von 2 Tagen gelang es niemals, den Urin zuckerfrei zu bekommen. Der Blutzuckerspiegel blieb dauernd hoch. Mit der Verminderung der Zuckerausscheidung im Urin ging eine Herabsetzung der Hyperglykämie nicht parallel.

Mit gleichem Gewicht entlassen. In der Ambulanz wurden höhere Zuckerwerte im Urin beobachtet, schwankend zwischen 3—4%.

2. Heinrich M. Seit 6 Wochen Abmagerung und großer Durst. Aufgenommen 26. 11. 1913. Knabe vom Habit. asthenic., mager. Gew. 22,2 kg (— 8,3). Atemluft von obstartigem Geruch. Klagt über Kopfschmerzen.

Bei gemischter Kost 12,0 g Zucker ausgeschieden. Azeton 598,6 mg. Azetessigsäure $+$, Blutzucker 6,227 mg%.

Es gelingt, die Zuckerausscheidung einmal auf 1,2 g pro die zu drücken, niemals den Urin zuckerfrei zu bekommen.

In beiden Fällen ist bis jetzt ein Koma nicht eingetreten, die Krankheitsdauer mithin eine auffallend lange.

2. Alkaptonurie.

Diese Anomalie fand sich bei dem Knaben Ernst E., 7 Jahre alt. Weder im Blutserum dieses Kindes, das 2 mal untersucht wurde, noch bei 2 Geschwistern, die ebenfalls an Alkaptonurie leiden, noch bei der Mutter ließen sich Hemmungskörper nachweisen, die einen positiven Ausfall der Wassermannschen Reaktion bedingen.

Hiernach müssen wir wohl annehmen, daß ein positiver Wassermann nicht für diese Stoffwechselanomalie im allgemeinen charakteristisch ist (im Gegensatz zu Söderbergh).

Die von Oskar Groß (Biochem. Zeitschr. 1914, Bd. 61) bei Alkaptonurikern angestellten Versuche haben wir in unserem Falle nachgeprüft und sind, soweit die Untersuchungen Rückschlüsse zulassen, zu denselben Ergebnissen gelangt:

Normales Tier- (Menschen-) Serum baut Homogentisinsäure ab, dem Alkaptonuriker fehlt das betreffende Ferment.

Versuch I. 5 ccm Serum des Alkaptonurikers versetzt mit 5 ccm physiologischer NaCl-Lösung, in der 0,1132 g Homogentisinsäure gelöst sind; aufgefüllt auf 50 ccm, 5 Stunden im Brutschrank; Fällung des Eiweißes, Verdünnung auf 200 ccm; 10 ccm des Filtrats benützt zur Baumannschen Bestimmung: verbraucht 1,3 ccm $^1/_{10}$ n-AgNO$_3$-Lösung. Gesamtmenge also: $1,3 \times 0,004124 \times 20 = 0,1072$ g. Bis auf eine Differenz von 6 mg wurde die Homogentisinsäure wiedergefunden; dieser Fehler liegt innerhalb der Grenzen der Genauigkeit der Methode.

Mit anderen Worten: Es ist keine Homogentisinsäure abgebaut worden.

Versuch II. 5 ccm Kaninchenserum versetzt mit 5 ccm physiologischer Kochsalzlösung; darin gelöst 0,1093 g Homogentisinsäure; aufgefüllt auf 50 ccm; 5 Stunden im Brutschrank; Enteiweißung; Verdünnung auf 200 ccm; 10 ccm Filtrat zur Bestimmung benutzt; verbraucht 0,9 ccm $^1/_{10}$ n-AgNO$_3$.

Gesamtmenge: $0,9 \times 0,004124 \times 20 = 0,074232$ g. Mithin sind 0,0351 g, d. h. der dritte Teil der ursprünglich vorhandenen Menge Homogentisinsäure abgebaut.

Versuch III. 4 ccm Kaninchenserum versetzt mit 4 ccm physiologischer NaCl-Lösung; darin gelöst 0,1023 g Homogentisinsäure; aufgefüllt bis auf 50 ccm; 12 Stunden im Brutschrank; Enteiweißung; Verdünnung auf 200 ccm; verbraucht für 10 ccm Filtrat 0,8 ccm $^1/_{10}$ n-AgNO$_3$.

Gesamtmenge: $0,8 \times 0,004124 \times 20 = 0,065987$ g. Auch in diesem Falle ist ein großer Teil der Homogentisinsäure abgebaut worden, aber mit Rücksicht auf den längeren Aufenthalt des Serums im Brutschrank keine entsprechend größere Menge. Die fermentative Kraft schwindet also allmählich im Brutschrank.

Die Homogentisinsäure wurde aus dem Harne unseres Patienten gewonnen und chemisch rein dargestellt. Schmelzpunkt bei 147°. Aus zahlreichen quantitativen Bestimmungen haben wir die tägliche Menge der Homogentisinsäureausscheidung berechnet.

XI. Infektionskrankheiten.

1. Lues congenita[1]).

Aus der Art des Krankenmateriales, das der Kinderklinik zugeht (Kinder mit manifester Lues werden der Hautklinik überwiesen), erklärt es sich, daß wir seltener frische Fälle auf dem Höhepunkt der Erkrankung zu sehen Gelegenheit hatten. Um so intensiver mußten wir uns mit den latenten Formen dieser Krankheit beschäftigen. Zunächst interessierte hier natürlich die Frage nach der Bedeutung der Lues für ein vorzeitiges Einsetzen der Geburt. Nur in einer verhältnismäßig kleinen Zahl (5) von frühgeborenen Säuglingen ließ sich Lues als ätiologisches Moment nachweisen. In 3 weiteren Fällen war der Anamnese nach das Bestehen von Lues sehr wahrscheinlich, ließ sich aber klinisch nicht sicher feststellen. Da die Wassermannsche Reaktion bei frühgeborenen Kindern nicht immer angestellt werden kann, außerdem der Ausfall derselben in den ersten Lebenswochen nach keiner Richtung hin beweisend ist, zumal bei nur einmaliger Ausführung, so mußten wir versuchen mit Hilfe der übrigen uns jetzt in größerem Umfang als früher zu Gebote stehenden Untersuchungsmethoden die richtige Diagnose zu finden. Neben der Feststellung der bekannten Stigmata (Kolorit, Rhagaden, Leber-Milzschwellung usw.) kam hier vor allem die Untersuchung des Augenhintergrundes, die Tastbarkeit der Kubitaldrüsen und der Nachweis einer bestehenden Osteochondritis, Osteitis und Periostitis specifica vermittels der Röntgenstrahlen in Betracht. Dank dieser Hilfsmittel, zu denen natürlich noch die indirekten Hinweise aus der Anamnese kamen, war es möglich, eine bestehende Lues rechtzeitig zu erkennen, zunächst auch ohne die Wassermannsche Blutprobe, deren Ergebnis selbstverständlich eine wichtige Ergänzung und Sicherung der Diagnose darstellte. Die Möglichkeit, latente Lues vermittels der verschiedenen, auch von dem Praktiker anwendbaren Untersuchungsmethoden zu erkennen, halten wir für besonders wertvoll, weil in der Praxis die Wassermannprobe nicht unter allen Umständen angewandt werden kann, die Diagnose aber auch ohne dieses Hilfsmittel gestellt werden muß.

Bei größeren Kindern, die wegen anderweitiger Erkrankungen

---

[1]) Siehe v. Mettenheimer, Über latente Lues im Säuglings- und Kindesalter. Zeitschr. f. ärztl. Fortbildung. 1914. Mai.

eingewiesen wurden, war der Nachweis von luetischen Symptomen
ein Nebenbefund, der allerdings in verschiedener Hinsicht, namentlich bezüglich des Verlaufes der bestehenden akuten Krankheit
(z. B. Pneumonie) nicht ohne Bedeutung war.

Das Blutbild ergab keine eindeutigen Resultate. In den ersten
Lebenstagen und -wochen, namentlich aber bei Frühgeburten,
wechselt an und für sich bekanntlich das Blutbild sehr stark, so
daß schwer zu entscheiden ist, ob eine gefundene Verschiebung
der Zusammensetzung auf Lues zu beziehen ist. Meist bestand
Anämie mit herabgesetztem Hämoglobingehalt, auch schienen
die Übergangsformen vermehrt. Auffallend war ein schnelles
Gerinnen der entnommenen Blutflüssigkeit bei luetischen Kindern.

Die Häufigkeit, mit der die einzelnen Symptome gefunden wurden, war bei 40 zusammengestellten Fällen folgende:

Wa. + 28, nicht angestellt 7,	Pupillenreaktion, träge 1,
Kubitaldrüsen tastbar 24,	Keratitis parenchymatosa 2,
Vergrößerung der Leber 11,	Nystagmus 2,
Vergrößerung der Milz 23,	Parrotsche Lähmung 6,
Osteochondritis, Periostitis usw.	Gonitis 2,
(Röntgen) 24,	Phalangitis 1,
Sattelnase 11,	Metatarsitis 1,
Schnupfen 7,	Synovitis beider Carpalgelenke 1,
Hydrocephalus 4,	Paronychie 1,
Rhagaden 2,	Blaßgelbes Kolorit 10
Hutchinsonzähne 1,	(offenbar nicht immer notiert),
Hepatitis 5,	Ausschlag 13,
Pankreatitis 2,	Caput natiforme 2,
Nephritis 3,	Krämpfe, Gehirnsymptome 3,
Hodenerkrankung 1,	Lues bei Eltern und Geschwistern
Aszites 2,	17,
Perisplenitis 1,	Polymortalität 1,
Sehnervenatrophie 2,	Mißfälle 4,
Chorioiditis specif. 2,	Frühgeburten 5.

Von 40 Fällen starben 15; bei 12 wurde durch die Sektion die Diagnose
bestätigt; die übrigen 3 wurden nicht seziert.

Die Behandlung gestaltete sich individuell sehr verschieden, je
nach dem Alter, der Konstitution des Kindes und der Form der
luetischen Erkrankung. Sublimatbäder, namentlich bei spezifischen
Exanthemen; Welanders Schurz im Anfang bei Frühgeburten;
Sublimatinjektionen abwechselnd mit intravenösen Neosalvarsan-
injektionen; innerlich Protojod. hydrarg. Bei größeren Kindern
und rezidivierender Lues neben Schmierkur Jodkali. Besonders

schwierig ist die Frage nach der richtigen Therapie bei Kindern
mit schwerer viszeraler Lues, namentlich bei Bestehen hämorrhagischer Nephritis. Im allgemeinen ist ja Hg. das Heilmittel für
eine spezifische Erkrankung auch der Nieren. Dennoch scheint es
geratener zu sein, im akuten Stadium der Entzündung von Injektionen mit Sublimat abzusehen, die angefangene Kur zu unter-
brechen oder in größeren Zwischenräumen damit fortzufahren.
Man kann auch zu Neosalvarsan übergehen, dessen prompte Wirkung
wir z. B. bei Encephalitis luetica, wenn schnelles Eingreifen nötig,
beobachten konnten.

Ausdrücklich hinweisen möchten wir noch einmal auf die Wich-
tigkeit der Untersuchung des Augenhintergrundes, wie folgender
Fall am besten demonstriert:

Ottomar P., 5 Monate, 4100 g, zweites Kind, das erste mit 5 Monaten
plötzlich an der Brust anscheinend unter innerlichen Krämpfen (?) gestorben. Patient schluckt seit etwa 3—4 Wochen schlecht, das Kind gurgelt
gleichsam mit der Nahrung, wird blau dabei; mitunter konnte es aber
wieder eine ganze Flasche zu sich nehmen. In den letzten 5 Tagen hat
es fast nicht mehr geschluckt, ständige Gewichtsabnahme. Es erhielt
erst Brust, später, weil es schlecht sog, abgezapfte Muttermilch, daneben
Kufecke. Am 20. 9. 1913 Kufecke allein, vom 27. 9. ab Eiweißmilch
mit 4—9% Nährzucker. Nie Erbrechen, Stuhl zuletzt fest.

Aufgenommen 16. 10. 1913. Blasses, unterernährtes Kind mit spär-
lichem Fettpolster, leicht zyanotisch im Gesicht; an beiden Unterschenkeln und Füßen Ödeme. Zervikal-, Kubital-, Inguinaldrüsen
beiderseits fühlbar. Außer Bronchitis innere Organe o. B. Urin frei,
nur Azeton. Stuhl hart, geformt. Hypertonie der Beinmuskeln. Beide
Beine adduziert in Streckstellung, passive Flexion in den Kniegelenken
sehr erschwert, links mehr als rechts, Zehen stark flektiert, Krallen-
fußstellung. Kopf kann nicht gehalten werden, Kind hält den Kopf
ständig nach rechts gewandt. Hände zu Fäusten geballt, Daumen
eingeschlagen, spastischer Ausdruck im Gesicht (Andeutung von Fisch-
maul), außerordentliche Schlaffheit der Hals- und Schlundmuskulatur,
Sondenfütterung gelingt überraschend leicht, Sonde findet absolut
keinen Widerstand der Schlundmuskulatur. Schluckakt unmöglich,
wird blau, asphytisch. Chvostek links +, rechts? Bauchdeckenreflexe
beiderseits? Patellar-, Achillessehnenreflexe beiderseits gesteigert, kein
Babinski, kein Fußklonus. Kind ist nicht benommen, folgt mit den
Augen und hört, macht allerdings keine Greifbewegungen. Leichtes
beständiges Agitieren mit den oberen Extremitäten, Bewegungen von
eigentümlichem Zwangscharakter, Spasmen in den Beinen. Leichte
klonische Zuckungen im Sinne der Adduktion im rechten Handgelenk.
Krampfhaftes häufiges Augenblinzeln, meist Déviation conjuguée nach
rechts; leichte doppelseitige Blepharitis, Pupillen reagieren prompt auf

Licht. Augenhintergrund: beiderseits feine diffuse, an der Peripherie ziemlich dichte Tüpfelung (schnupftabakartig). Retinitis luetica. Neben kleinen (knochenkörperchenartigen) und kleinsten dunklen Stippchen auf der Retina finden sich weiße pigmentarme Stellen (Befund des Augenarztes). Ohren frei. Sensibilität intakt.

Vom weiteren Verlauf ist zu erwähnen: Am 17. 10. gegen Abend 3 ernste, laryngospasmenähnliche Anfälle mit Apnöe und Zyanose und klonischen allgemeinen Krämpfen, Besserung auf Brom, Calcium chloratum.

20. 10. Elektrische Prüfung: Nerv. peron. KSZ über 10, Nerv. med. KSZ über 7. Ernährung dauernd mittelst Schlundsonde, erst Malzsuppe, dann Frauenmilch.

21. 10. Wa. —. Röntgenbild: äußere Kante der Ulna wellenförmig, sehr auf Lues verdächtig. Ca und Brom weggelassen, dafür innerlich Hg protojod. und Sublimatinjektion.

23. 10. Zustand in den letzten Tagen stationär. Kind lebhafter, dreht den Kopf öfters nach links, Déviation conjuguée nicht mehr ausgesprochen. Im Mund dauernd viel Schleim, Zäpfchen und Gaumensegel hängen schlaff herunter, heben sich kaum, Zunge wird gelegentlich gerade vorgestreckt. Schluckakt noch unmöglich. Rechte Lidspalte weiter als linke. Linke Nasolabialfalte weniger deutlich als die rechte. Beim Bestreichen der Wangen neben der Nase erfolgen langsame Kontraktionen der Gesichtsmuskulatur: Heben des Nasenflügels und Mundwinkels, Runzeln der betreffenden Stirnseite. Diese Reaktion ist links deutlicher als rechts. Oberlippe noch leicht zugespitzt, Arme in ständiger Bewegung, die Bewegungen erfolgen schubweise, ataktisch, was besonders deutlich hervortritt, wenn das Kind zu greifen versucht. Auffallend ist der Kontrast zwischen dem lebhaften Folgen mit den Augen und den mangelhaften Greifversuchen. Beine noch spastisch, besonders links, Zehen in Krallenstellung, leichtes Ödem der Fußrücken. Urin dauernd frei.

26. 10. Auffallend besseres Befinden, Kind lacht mit der Mutter. Bei Pipettenfütterung durch die Nase nimmt das Kind ohne Störung die Nahrung. Löffelfütterung per os löst zyanotische Zustände aus.

27. 10. Abends schwerer asphyktischer Anfall, in dem das Kind bleibt. Sektion verweigert.

Die Diagnose schwankte zwischen Tetanie bei einem luetischen Kind und einer luetischen Affektion des Gehirn-Rückenmarks. Für Tetanie sprach der gute Einfluß der Frauenmilchnahrung und der Brom-Kalzium-Therapie, dagegen der Ausfall der elektrischen Prüfung, die Besserung des Zustandes auch nach Weglassen obiger Mittel und Beginn einer antiluetischen Behandlung. Der plötzliche Tod des ersten Kindes, wie er gerade bei Lues cerebri öfters beobachtet wurde, zusammengehalten mit dem Befund am Augenhintergrund des Patienten, der doppelseitigen Vergrößerung der Kubitaldrüsen und dem Röntgenbefund an den Armknochen lassen trotz negativem Wassermann eine luetische Erkrankung als sicher erscheinen. Wir glaubten, eine Lues cerebrospinalis annehmen zu sollen, die wohl am besten das ganze Krankheitsbild erklären würde.

2. Tuberkulose.

a) Meningitis tuberculosa und Miliartuberkulose.

37 Kinder (12 Knaben, 25 Mädchen) im Alter von 7 Monaten bis zu 11 Jahren.

		Monat:	
In den ersten 12 Lebensm.	3	Januar	3
Im 1. Jahr	3	Februar	3
„ 2. „	8	März	1
„ 3. „	7	April	3
„ 4. „	4	Mai	4
„ 5. „	6	Juni	4
„ 6. „	2	Juli	4
„ 7. „	—	August	6
„ 8. „	3	September	1
„ 9.—11. Jahr	je 1	Oktober	2
	37	November	4
		Dezember	2
			37

Bevorzugt erscheint demnach das 2.—5. Lebensalter und der Monat August. In 36 Fällen wurde die Lumbalpunktion vorgenommen. Die Lumbalflüssigkeit ergab: meist ein typisches Häutchen, stets Albumen, Nonne +, Zucker —, Lymphocyten mehr oder weniger reichlich vermehrt. In 35 Punktaten (97,2%) wurden Tuberkelbazillen gefunden, und zwar das erstemal bei 26 Kindern, das zweitemal bei 6 Kindern, das drittemal bei 3 Kindern. Tuberkelbazillen wurden nicht gefunden (bei 5 maligem Punktieren) bei 1 Kind. Die Ursache ist wohl in dem anatomischen Befund eines chronischen meningitischen Prozesses an der Hirnbasis zu suchen.

Hans R., 10 Jahre, Sektion 4. 7. 1912. Schwere chronische tuberkulöse Basilarmeningitis, Hydrocephalus intern., Periostitis und Pachymeningitis tuberculosa am Clivus Blumenbachii. Der Pons ist an seiner linken Seite mit einem die obere Hälfte des Cliv. Blumenb. bedeckenden, sehr dicken graurötlichen Infiltrat ziemlich fest verklebt. Dieses Infiltrat erstreckt sich vom Cliv. Blumenb. bis über die Proc. clinoid. zur Hypophyse, ist stellenweise $^1/_2$ cm dick. In der Umgebung des Pons, Infund. und Chiasmas sind die Meningen sehr dick, derb, teilweise von weißlicher fibröser, teilweise von mehr gallertiger Beschaffenheit. Die Meningen der Fossa Sylvii sind miteinander verwachsen. Foramina des Recessus lateralis sind verschlossen, blasig aufgetrieben, die Meningen hier ebenfalls verdickt. Auf einem Längsschnitt durch den Cliv. Blumenb. zeigt sich hinter den Proc. clinoid. ein etwa $^1/_2$—$^3/_4$ cm dickes tuberkulöses Granulationsgewebe, das mit dem Knochen zusammenhängt, stellenweise in den oberflächlich zerstörten Knochen hineingeht. Nach vorn geht das Granulationsgewebe durch die teilweise zerstörte Hinterwand der Sella turc. hindurch und liegt der Hypophyse dicht an.

In einem Fall der moribund eingeliefert wurde, unterblieb die Lumbalpunktion. Die Kutanreaktion nach v. Pirquet ergab ein positives Ergebnis in 23 Fällen; erst negativ, dann positiv in 1 Fall; negativ in 12 Fällen; nicht ausgeführt in 1 Fall.

Bei der Untersuchung des Augenhintergrundes fanden sich: Stauungspapille beiderseits 13 mal; einseitig 4 mal; Chorioidaltuberkel 3 mal + (1?); kein wesentlicher Befund (Venenerweiterung) 8 mal; nicht untersucht 9 mal.

In 1 Fall wurde das Blut auf Tuberkelbazillen untersucht mit negativem Resultat; ebensowenig konnten in dem Stuhl bei 2 Kindern Tuberkelbazillen nachgewiesen werden. Im Sputum 1 mal Tuberkelbazillen gefunden.

Durch die Sektion konnte in 35 Fällen die klinische Diagnose bestätigt werden, darunter 2 mal als Nebenbefund die klinisch angenommenen Solitärtuberkel. 1 Kind wurde kurz vor dem Tod aus der Klinik herausgeholt, bei 1 Kind war die Sektion verboten.

Von den pathologischen Nebenbefunden interessieren 2 Durchbrüche von verkästen mediastinalen Drüsen in den Ösophagus und in die Bronchien.

Antonius R., 2 Jahre. Sektion 20. 11. 1913. Tuberkulose der hinteren mediastinalen Drüsen mit Fistelgängen in den Ösophagus.

Schleimhaut des Ösophagus glatt, fleckweise gerötet. 7 cm unterhalb des Kehlkopfes findet sich eine Einstülpung in der Schleimhaut. Die Sonde dringt bis 3 cm an dieser Stelle in eine der verkästen Drüsen ein. Auf Druck entleeren sich durch diese Öffnung käsige Massen. 3 cm unterhalb dieser Stelle findet sich eine ähnliche Öffnung, die sich mit der Sonde auch 3 cm weit in eine andere Drüse verfolgen läßt. Die letztere Öffnung wird von einem bandförmigen Stück Schleimhaut überbrückt.

Hans R., 10 Jahre. Sektion 22. 7. 1912.

Der rechte Oberlappen ist mit seiner medialen Fläche in Zweimarkstückgröße mit den Mediastinaldrüsen verwachsen. Im Bereich der Verwachsungen ist das Lungenparenchym etwas verdichtet und von Knötchen durchsetzt. Am oberen Bronchus findet sich eine käsige

Lymphdrüse, welche in den Bronchus durchgebrochen ist. Im Bronchus findet sich eine etwa linsengroße Perforationsstelle.

Differentialdiagnostisch boten vor allem 2 Krankheitsfälle Schwierigkeiten:

Margarethe K., 7 Jahre. Aufgenommen 19. 3., gestorben 9. 7. 1912.

Blasses Kind in dürftigem Ernährungszustand. Muskulatur schlaff, Fettpolster gering. Ekzema crustos. capitis. Rachitis der Rippen und Tibien. Blepharitis rechts. Zähne kariös. Mandeln o. B. Nase, Ohren o. B. Korneal-, Pupillarreflex normal.

Herz: Spitzenstoß im 5. Interkostalraum; linke Grenze innerhalb der Mammillarlinie; rechts rechter Sternalrand; oben 3. Rippe. Töne: dumpf, leise. Puls: regelmäßig.

Lunge: Rechts und links parasternale Dämpfung, sonst überall lauter Klopfschall. Atemgeräusch vesikulär; diffuses Giemen über beiden Lungen. Atmung o. B.

Abdomen aufgetrieben. Leber 2 Finger breit unter dem Rippenbogen, Milz 1 Finger breit fühlbar. Bauchdecken-, Patellar-, Achillessehnenreflex beiderseits normal.

Urin: Diazo dauernd +. Pi. +, Wa. —, Tuberkelbazillen in Sputum und Stuhl —. Schwellung der tastbaren Drüsen (Zervikal-, Aurikular-, Submaxillar-, Supra- und Infraklavikular-, Axillar-, Thorakal-, Kubital-, Inguinal-) beiderseits.

Die linke Halsseite ist von einem Drüsenpaket eingenommen, das nach oben bis zu den Präaurikulardrüsen, nach hinten bis zur Wirbelsäule reicht, nach unten in die Supraklavikulardrüsen übergeht und harte Konsistenz zeigt; die einzelnen Knollen lassen sich voneinander abgrenzen. Andauernd Fieber (bis 40°), wellenförmig an- und abschwellend unter gleichzeitiger Zu- und Abnahme der Drüsen. Röntgenbild zeigt einen auf die Herzbasis gesetzten Schatten, der dem Dämpfungsbezirk neben dem Brustbein entspricht und für vergrößerte mediastinale Lymphknoten angesehen wird.

Blutuntersuchung (12 mal) ergibt sehr wechselnde Befunde: im allgemeinen Verringerung des Hämoglobins, 45—60%. Verringerung der roten Blutkörperchen, 2 240 000—4 600 000. Zeitweise Leukopenie. 3700 weiße Blutkörperchen — 9600. Überwiegen der Leukocyten gegenüber den Lymphocyten, 78% zu 14%; 60% zu 8%. Blutplättchen dauernd vermehrt. Übergangsformen 3,5—18,5%, zeitweise Mastzellen 1% und häufig Myelocyten 1—2%.

23. 4. Ekzema crustos. links am Rumpf mit geschwürigem Zerfall. Ther.: Arsen innerlich.

30. 4. Exstirpation einer Lymphdrüse im Nacken unter Schleichscher Anästhe ie. Injektion der Drüsenemulsion intrahepatisch beim Meerschweinchen. Nach 14 Tagen positiver Befund: Tuberkulose in Milz und Lymphdrüsen. Histologisch zeigt die Drüse das typische Bild einer tuberkulösen kleinzelligen, lymphocytären Lymphadenitis necroticans mit Riesenzellen.

20. 5. Phlyktäne am rechten Auge.

27. 6. Impetigo-contagiosa-Effloreszenzen auf der Kopfhaut und der linken Halsseite.

3. 7. Kopfschmerzen, Erbrechen. Rechte Pupille weiter als linke.

8. 7. Im Lumbalpunktat Tuberkelbazillen gefunden. Linksseitig Stauungspapille.

9. 7. Exitus.

Klinische Diagnose: Tuberculosis lymphoglandularis (Pseudo-Hodgkin) et pulmonalis. Meningitis tuberculosa.

Anatomische Diagnose: Meningitis tuberculosa, Tuberkulose und Verkäsung der zervikalen, jugularen, submentalen, supra- und infraklavikularen, axillaren, peritrachealen, peribronchialen, mediastinalen Drüsen, des Lungen- und Leberhilus und peripankreatischer Lymphdrüsen. Frische Tuberkulose beider Lungen, tuberkulöser Ulkus im Coecum, Tuberkulose der ileocöcalen Drüsen, Duratuberkel. — Erst nach Exstirpation der erkrankten Drüse konnte der tuberkulöse Charakter der Lymphomatose sichergestellt werden. Typisch ist die bestehende Neigung dieser Kranken zu schweren Hautaffektionen.

Größere diagnostische Schwierigkeiten zeigten sich bei dem folgenden Fall:

Margarethe U., 8 Jahre. Aufgenommen 15. 1. 1914. Erkrankte am 5. 1. angeblich nach Genuß von verdorbenem Fisch mit Kopfschmerzen. Am 10. 1. Erbrechen, Nasenbluten, Appetitlosigkeit. Von da an täglich mehrere Male Erbrechen.

Graziles Mädchen, schlechter Ernährungszustand, schlaffe Muskulatur, trockene, schilfernde Haut. Rechts hinten von der Spina bis zum Ang. scap. paravertebrale Dämpfung. Rechts vorn unterhalb der Clavicula verkürzter Schall. Vereinzelte Rhonchi. Atmung vertieft, „groß"; pausenlose toxische Atmung. Herz, Puls o. B. Abdomen kahnförmig, weich, Milz o. B., Zunge belegt, Rachen o. B. Würgreflex schwach. Augenbewegungen frei. Pupillarreflex vorhanden, Kornealreflex fehlt. Papillen zeigen beiderseits verwaschene Grenzen; keine Venenstauung. Bauchdecken-, Patellar-, Achillessehnenreflex beiderseits vorhanden, Babinski, Kernig nicht vorhanden. Nackensteifigkeit angedeutet. Sensorium frei. Schläft auffallend viel. Pi. +, Widal —. Urin enthält Azeton. Stuhl angehalten. Blutbild: Leukocyten 20 000. Vermehrung der Übergangsformen bis 12%. Blutzucker 0,105—0,125%. Therapie: Subkutan Ringerlösung, per rectum Natr. bicarb.

19. 1. Kein Erbrechen mehr. Macht einen hysterischen Eindruck in ihrem Benehmen. Bekommt plötzlich Anfälle, ruft dann angstvoll: „mir wird schwindlig", das Gesicht wird rot, die Augenlider öffnen und schließen sich sehr schnell, die Augäpfel bewegen sich dabei schnell

von oben nach unten; gleich darauf ist das Kind wieder ganz normal. Urin jetzt frei von Azeton und Azetessigsäure.

Die Diagnose schwankte zwischen Azetonämie mit Erbrechen und Meningitis tuberculosa incipiens. Letztere Annahme findet sehr bald die Bestätigung.

23. 1. Hohes Fieber, Schüttelfrost. Streckt die Zunge nach links abweichend heraus. Beiderseits Neuritis optica.

24. 1. Im Lumbalpunktat reichlich Tuberkelbazillen. Kind benommen, verweigert Nahrung.

28. 1. Exitus.

Sektion: Meningitis basilaris tuberculosa. Älterer Käseherd im rechten Oberlappen (s. klinischen Lungenbefund) und abgekapselter anthrakotischer Herd. Käseherd in den rechten Hilusdrüsen und in den vorderen mediastinalen Drüsen.

Ein eigenartiges Blutbild, nämlich ein ungewöhnlich reichliches Vorherrschen der Myelocyten, bot ein 1jähriges Kind, Marie O., am Tag vor dem Tod an Meningitis tuberculosa, wohl ein Zeichen pathologischer Regeneration des Blutes vom Knochenmark aus: Hämoglobin 80%, Erythrocyten 4 800 000, weiße Blutkörperchen 27 000 (Lymphocyten 4%, Polynukleäre 35%, Myelocyten 61%). Als Nebenbefund fand sich bei der Sektion ein Ulcus duodeni mit Perforation auf das Pankreas, das bei Lebzeiten Blutungen in den Darm (Teerstuhl, Guajakprobe stark +) hervorgerufen hatte. Der Urin enthielt 0,8% Zucker.

Während in den obenerwähnten 37 Fällen die klinische Diagnose mit dem postmortalen Befund übereinstimmte, haben wir in 4 Fällen Irrtümer bei der Diagnose begangen, die erst durch die Sektion aufgeklärt wurden.

Giovanni M., 8 Monate, Gew. 3640 g. Pi. wiederholt —, Wa. —. Diazo in den letzten Wochen +. Schwer atrophisches Kind von greisenhaftem Aussehen. Die Haut läßt sich in Falten emporziehen, ist blaß und welk. Furunkulose. Diffuse Bronchitis auf beiden Lungen. Links hinten unten massive Dämpfung, Bronchialatmen, fernklingendes, feuchtes Rasseln. Hier 2 Pleurapunktionen mit negativem Ergebnis. Temperatur zum Teil intermittierend. Bei Eiweißmilch gute Stühle ohne Körpergewichtsansatz.

Klinische Diagnose: Chronische Ernährungsstörung, Atrophie, chronische Pneumonie.

Anatomische Diagnose: Miliartuberkulose mit Durchbruch einer verkästen Drüse in den Ductus thoracicus. Große Kaverne im linken Unterlappen. Fibröse Pleuritis links (Meningen frei, nur geringer Hydrocephalus internus).

Folgender Fall zeigt, wie vorsichtig man in der Bewertung und Beurteilung des Röntgenbildes sein muß, so nützlich gerade bei der Erkennung der Miliartuberkulose der Lungen die Röntgenuntersuchung zur Unterstützung der anderen klinischen Untersuchungsmethoden sein kann.

Johanna Kl., 8 Jahre. Aufgenommen 26. 9. 1913. Seit 8 Tagen krank mit Erbrechen, Kopfschmerzen. Hochgradig abgemagertes Kind, liegt zusammengekauert da, sehr empfindlich bei Berührung, starker Gibbus der Lendenwirbelsäule. Große Unruhe erschwert die Untersuchung. Dämpfung über der rechten Lunge paravertebral. Über beiden Lungen diffuse Rhonchi. Abdomen eingesunken. Puls regelmäßig, beschleunigt. Stauungspapille beiderseits, keine Chorioidaltuberkel. Patellarreflex, Bauchdeckenreflex beiderseits —, Kernig, Nackensteifigkeit +, Sensorium benommen, Pi. +. Lumbalpunktat enthält Häutchen und Tuberkelbazillen. Röntgenbild ergibt Bronchialdrüsen (paratracheal rechts), diffuse großfleckige Verschattung (Marmorierung) beiderseits. Kompression des 4. Lumbalwirbels. Exitus 2. 10. 1913.

Klinische Diagnose: Meningitis tuberculosa, Gibbus, Miliartuberkulose der Lungen.

Anatomische Diagnose: Meningitis tuberculosa bei Tuberkulose einer Paratrachelaldrüse rechts und tuberkulöser Karies der Lendenwirbelsäule, Bronchopneumonie und Ödem beider Lungen, fibröse Peritonealspangen.

Demnach keine Miliartuberkulose, die wir hauptsächlich auf Grund des Röntgenbildes annehmen zu müssen glaubten.

3 Kinder, bei denen auf Grund des klinischen Befundes (1 mal Chorioidaltuberkel) die Diagnose auf Meningitis tuberculosa bzw. Miliartuberkulose gestellt worden war, wurden kurz vor dem Tode von den Eltern herausgenommen.

b) Lungentuberkulose und Bronchialdrüsentuberkulose.

80 Kinder, 12 gestorben, 12 Sektionen. Tuberkelbazillen im Auswurf wurden 4 mal gefunden, im Stuhl nur 1 mal.

Neben den allgemeinen diätetisch-hygienischen Maßregeln bei der Behandlung der Tuberkulösen kommt man trotz früherer, wenig ermutigender Erfahrungen, um den kranken Kindern zu helfen, immer wieder in die Versuchung, das spezifische Heilmittel, das Tuberkulin, in einer zweckentsprechenden Form anzuwenden.

Die von anderer Seite beobachteten scheinbar vorzüglichen Erfolge mit Tuberkulin Rosenbach ließen es wünschenswert erscheinen, das Mittel auch bei unseren Kindern mit Tuberkulose der Lungen und Bronchialdrüsen anzuwenden, zumal das Tuberkulin in dieser Form zum mindesten ungefährlich sein sollte. Wir haben daher vom September 1912 bis September 1913 im ganzen 18 lungenkranke Kinder mit Tuberkulin Rosenbach behandelt (s. A. Stommel, Erfahrungen mit Tuberkulin Rosenbach bei der Behandlung der internen Tuberkulose der Kinder. Arch. f. Kinderheilk. Bd. 62, S. 337. 1914). Trotz der bereits vorliegenden Erfahrungen glaubten wir sehr vorsichtig vorgehen zu sollen. Wir nahmen daher als Anfangsdosis zunächst 0,01, später gleich 0,1, stiegen dann alle 8, später alle 2 Tage, wenn keine besonderen Reaktionen auftraten, erst um 1 Zentigramm, dann um 1 Dezigramm. Wenn die Dosis von 1,0 g erreicht war, wurde dabei stehen geblieben.

Fassen wir den Gesamteindruck, den wir bei Anwendung dieser Kur gewonnen haben, kurz zusammen, so müssen wir sagen, daß das Mittel in der von uns angewandten Art der Darreichung zwar nicht geschadet hat, daß wir andererseits leider aber auch keinen erkennbaren Nutzen von seiner Anwendung gesehen haben. Wir haben weder eine deutliche Beeinflussung der Temperatur im Sinne einer Herabsetzung, noch eine nennenswerte Hebung des Allgemeinbefindens (Körpergewichtszunahme usw.), noch schließlich eine zweifellose Änderung der krankhaften Erscheinungen auf der Lunge feststellen können.

Bei einem 13 jährigen Knaben, Willy H., mit linksseitiger Spitzenaffektion (im Sputum Tuberkelbazillen gefunden) bei äußerst günstigem allgemeinem Ernährungszustand hofften wir durch Anlegen eines Pneumothorax links unten seitlich eine Kompression des erkrankten linken Oberlappens und damit Stillstand des Prozesses herbeiführen zu können. Leider gelang es nicht, in den Pleuraraum hineinzukommen (Verwachsungen!).

c) Tuberkulose der Haut.

Katharina H., 9 Jahre, aufgenommen 25. 6. 1913, leidet an Bronchialdrüsentuberkulose mit Infiltration der linken Spitze. Über dem linken Fibulaköpfchen findet sich eine markstückgroße Effloreszenz, die sich aus ringförmig angeordneten kleinen Papeln von weicher Konsistenz zusammensetzt, die livide Färbung zeigen und mit Schüppchen und Borken besetzt sind. Auf dem linken Handrücken eine ähnliche Effloreszenz. Geringe Beeinflussung der Hautaffektion durch Tuberkulin Rosenbach, das ausgesetzt werden muß, weil Patientin das Mittel im allgemeinen schlecht vertrug. Diagnose: Lupus verucosus.

d) Stillsche Krankheit.

Hildegard W., 4 Jahre. Aufgenommen 16. 11. 1913. Entlassen 19. 11. 1913.

2 andere Geschw ster gesund. Großvater väterlicherseits an Blutsturz gestorben. Vater Narben am Hals, wegen allgemeiner Schwäche militärfrei. Rheumatismus in der Familie. Bruder der Mutter, der im Hause wohnt, hatte Februar 1913 Blutsturz mit Lungenerscheinungen.

Patientin hatte als Säugling Ausschlag im Gesicht. Masern. Ende Februar 1913 erkrankte sie mit Schmerzen in beiden Oberschenkeln. Tem-

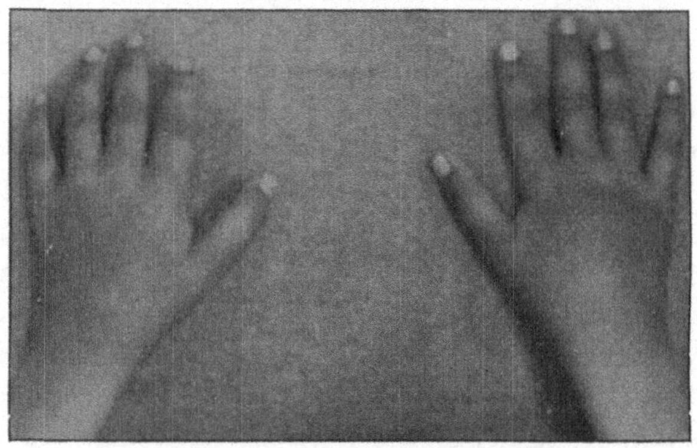

Abb. 6. Stillsche Krankheit.

peratur 40°. Nach 3 Wochen zogen die Schmerzen in die Knie, später waren Fuß, Arm und Handgelenke betroffen. Nach weiteren 3 Wochen zuerst Schwellungen wahrnehmbar auf dem Fußrücken. Die Schwellungen kamen und gingen bald an den Fingern, bald an den Füßen und Handgelenken. Daneben Schmerzen in der Halswirbelsäule. Fieber schwankt. Jede neue Schwellung ist begleitet von einem Temperaturanstieg. Temperatur wenig durch Antipyretika beeinflußbar. Seit etwa 6 Wochen besteht an beiden Handrücken eine Schwellung, die sich ziemlich gleichgeblieben ist. Haut nie gerötet, wenig empfindlich auf Druck und bei Bewegung. Starkes Schwitzen.

Blasses, mittelgroßes Kind in mäßigem Ernährungszustand. Auf beiden Hand- und Fußrücken symmetrisch rechts und links etwa pflaumengroße, ganz allmählich in die Umgebung übergehende Geschwülste von weicher Konsistenz. Die teigige Anschwellung zeigt Pseudofluktuation und liegt auf dem proximalen Teil der Metakarpal- bzw. Metatarsalknochen, Hand- und Fußgelenke freilassend, die auch ohne

Schmerzen beweglich sind (Abb. 6). Alle übrigen Gelenke frei. Hals wird etwas steif gehalten, Wirbelsäule frei. Drüsen (Zervikal-, Kubital-, Axillar-, Thorakal-, Inguinal-) beiderseits vergrößert fühlbar. Milzvergrößerung fraglich. Herz, Puls o. B. Mandeln etwas vergrößert, Zäpfchen gespalten. Bauchdecken-, Patellar-, Pupillarreflex vorhanden. Lunge: verkürzter Schall rechts hinten unten; links hinten oben oberhalb der Spin. scap. ebenfalls; auskultatorisch o. B.; kein Husten. Röntgenaufnahme ergibt deutliche Drüsenschatten am rechten Hilus, links fraglich. Röntgenbild der erkrankten Gelenke o. B. Pi. wiederholt +. Urin frei. Blut: Hämoglobin 70%, Erythrocyten 4 430 000, Färbeindex 0,7, weiße Blutkörperchen 24 900, Lymphocyten 11%, Übergangsformen 3%, Polynukleäre 85%, Eosinophile 0,5%, Myelocyten 0,5%; Gew. 15,7 kg. Temperatur s. Kurve (Abb. 7).

Diagnose: Stillsche Krankheit vermutlich auf tuberkulöser Grundlage. Ungeheilt auf Wunsch der Eltern entlassen. Besserung (spätere Untersuchung) auf Ichthyol innerlich und äußerlich, Sonnenbäder, Sandbäder.

e) Tuberkulöse Drüsenschwellungen am Hals.

2 Kinder im Alter von 6 Monaten und 13 Jahre.

In letzterem Fall bestand ganz zirkumskripte harte Vergrößerung der Zervikal-, Submaxillar-, Submental-, Supraklavikular-, Axillardrüsen beiderseits, zum Teil bis Mandelgröße. Verkürzter Schall über der rechten Spitze vorn und hinten paravertebral. Röntgenbild: Lunge o. B. Pi. +, Wa. —.

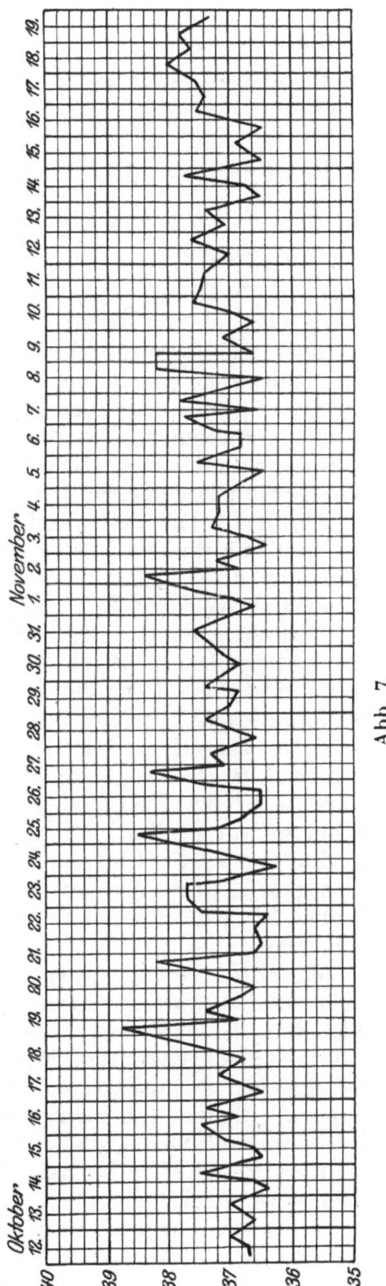

Abb. 7.

Blutbild o. B. Temperatur normal. Behandlung mit Röntgenbestrahlung immer 3 Tage hintereinander mit $\frac{1}{2}$—1 Erythemdosis pro die. Nach 3 Bestrahlungsperioden in 3 wöchigen Abständen erscheinen die einzelnen Drüsen nicht mehr so gut abgrenzbar voneinander. Reizreaktion ? Ein weiterer Erfolg war nicht zu konstatieren.

f) Tuberkulose des Kehlkopfes und der Rachenorgane.

In 2 Fällen beobachtet: einmal in vivo, das andere Mal bei der Sektion gefunden.

Luise N., 11 Jahre. Aufgenommen 3. 3. 1913. Gestorben 26. 4. 1913.
Anatomischer Befund: Neben ausgedehnter Lungen- (Kavernenbildung) und Darmtuberkulose (Tuberkelbazillen wiederholt in Stuhl und Sputum nachgewiesen) folgender Befund an den Halsorganen: An der Basis beider Aryknorpel, ferner am vorderen Ansatz der Stimmbänder ausgedehnte Ulzerationen der Schleimhaut. Schleimhaut unterhalb der Stimmbänder stark gerötet. In der Trachea zahlreiche flache Geschwüre mit geröteter Umgebung.

Emma D., 11 Jahre. Aufgenommen 19. 11. Entlassen 1. 12. 1913.
Von Tuberkulose in der Familie nichts bekannt. Seit 6 Wochen angeblich krank. Beginn mit hohem Fieber, Erbrechen, Kopf- und Halsschmerzen. Seit 8 Tagen Belag im Hals (Nackenschmerzen).

Schlecht genährtes Mädchen mit eingesunkenen Supra- und Infraklavikulargruben, hektischer Röte der Wangen. Zervikal-, Axillar-, Inguinaldrüsen geschwollen. Über der linken Lungenspitze hinten bis zur Spin. scapul., vorn bis zur 3. Rippe Dämpfung, Bronchialatmen, verlängertes Exspirium, bei Husten feuchte Rasselgeräusche. Über den hinteren unteren Lungenpartien beiderseits Schachtelton, vereinzelt Rhonchi. Herz, Abdomen, Augen (Hintergrund!) o. B. Urin Spuren Albumen. Pi. +, Wa., Di. —. Hektisches Fieber bis 39°. Röntgenbild: Rechts verstärkte Hiluszeichnung (Drüse ?), links Vorhof stark seitlich verzogen. Diffuse punktförmige (marmoriert) dichte Schatten über beiden Lungen, mehr links als rechts. Im linken Oberlappen dichter Schatten.

Mundhöhle: Zunge belegt. Auf den Tonsillen, an der hinteren Rachenwand, besonders auf dem weichen Gaumen über dem Zäpfchen sieht man auf der geröteten Schleimhaut zahlreiche weißlichgelbe Beläge (Epitheltrübungen), wie Meltau, daneben stecknadelkopfgroße bis kleinlinsengroße mit Belägen bedeckte scharfrandige Schleimhautdefekte (Ulzera), die den Eindruck des Gestanzten machen. Im Abstrich der Rachenulzerationen Tuberkelbazillen +. Ebenso im Sputum.

Kehlkopfbefund: Heiser, Schmerzen beim Schlucken. Enorme ödematöse Schwellung der Epiglottis. Nach Kokainisierung wird eine starke Schwellung der Taschenbänder sichtbar, auf dem rechten ein kleines Ulkus. Die wahren Stimmbänder verdickt, injiziert, an Hinterwand infiltriert (Geschwür ?). In den ary-epiglottischen Falten ebenfalls die fein gestäubten Beläge. Ungeheilt entlassen nach wiederholter Pinselung mit Milchsäure.

Diagnose: Miliartuberkulose der Lungen, Kehlkopf- und Rachentuberkulose.

Nach einigen Wochen Exitus außerhalb der Klinik.

g) Peritonitis tuberculosa.

6 Kinder wurden mit Tuberkulin Rosenbach behandelt.

In 2 Fällen waren in dem aufgetriebenen Abdomen Tumoren fühlbar, das erstemal in Nabelhöhe beiderseits als plattenartige, längliche Gebilde, vermutlich aufgerolltes Netz. Im zweiten Fall fand sich die Unterbauchgegend, besonders rechts, vorgewölbt, sehr druckempfindlich, Défence musculaire rechts, hier Dämpfung. Rechts Zwerchfellhochstand; vom Rektum aus rechts ein festweicher Tumor zu palpieren. Erbrechen, sehr elendes Allgemeinbefinden. Operation ergab ausgebreitete peritoneale Verwachsungen und abgesackter Abszeß von der tuberkulösen Appendix ausgehend. Nach einigen Tagen Exitus.

Bei einem 3. Kind, das fieberte, viel schwitzte und 32% Fett (quantitative Untersuchung der Trockensubstanz) im Stuhl ausschied, ergab die Palpation in der Unterbauchgegend und in der Umgebung des Nabels für das Gefühl nicht scharf abgrenzbare Resistenzen, darüber gedämpft tympanitischer Schall. Röntgenuntersuchung zeigt dort diffuse, topisch nicht genauer zu lokalisierende intensive Schatten. Dieser Fall wurde mit Tuberkulin Rosenbach gespritzt und zeigte eine sichtbare Besserung des Allgemeinbefindens. Steigerung des Appetits, Gewichtszunahme bei möglichst fettfreier Diät; Nachlassen der profusen Schweiße. Die Tumoren im Bauch blieben unverändert. Erfolg der Tuberkulinkur fraglich. In der Ambulanz weitergespritzt.

Ein 5 jähriges Mädchen, Mathilde W., starb an ausgedehnter ulzeröser Darmtuberkulose mit Verkäsung der Mesenterialdrüsen. Vom 2. 12. 1912 bis 7. 3. 1913 mit Tuberkulin Rosenbach behandelt. Es konnte keinerlei Beeinflussung weder der Temperatur noch des Allgemeinbefindens nachgewiesen werden, auch fand sich bei der Sektion in keiner Weise eine Heilungstendenz der tuberkulösen Darmgeschwüre in Gestalt etwa von regressiven fibrösen Narbenbildungen.

Haben wir oben darauf hingewiesen, mit wie großer Vorsicht die Ergebnisse der Röntgenaufnahme bei der Diagnose der Bronchialdrüsentuberkulose zu verwerten sind, so müssen wir andererseits doch hervorheben, in wie hohem Grade oftmals die Röntgenuntersuchung (Aufnahme und Durchleuchtung) das mittels der übrigen Untersuchungsmethoden gewonnene Krankheitsbild zu ergänzen und gleichsam plastisch zu gestalten vermag. Wir denken hier in erster Linie an das Heraustreten von nach außen konvexen, mehr oder weniger scharf begrenzten (auch nach unten) Schatten, die, im Bereich des 1. und 2. Interkostalraumes den Gefäßschatten aufsitzend, in das Lungenfeld hineinragen. Diese entsprechen einer parasternalen Dämpfung über diesem Bezirk und erweisen sich bei der Sektion als stark vergrößerte, zum Teil verkäste Paratrachealdrüsen (s. Neuhaus, Beitrag zur Röntgendiagnostik der kindlichen Bronchialdrüsentuberkulose. Fortschr. a. d. Geb. d. Röntgenstrahlen. Bd. 20, S. 414, Taf. 17, Fig. 1—4).

Zuweilen gelingt es auch, die linksseitigen Hilusdrüsen, die von dem Mittelschatten meist völlig verdeckt werden, mittels der Röntgenstrahlen zur Darstellung zu bringen, wie in dem folgenden Fall:

Mathilde W., 5 Jahre (s. Neuhaus, Bild 11 a u. b). Gestorben an Darmtuberkulose.

Röntgenbild: Aus dem Mittelschatten heben sich 3 fast kreisrunde Flecke heraus, die, der Beweglichkeit bei der Durchleuchtung nach zu urteilen, auf vergrößerte Drüsen schließen lassen. Bei Aufnahme im schrägen Durchmesser werden sie auf die Wirbelsäule projiziert.

Anatomischer Befund: Am linken Hilus am oberen Rande des Unterlappens 3 je kaffeebohnengroße, gut abgekapselte, leicht verkreidete Käseherde.

XII. Erkrankungen der Bewegungsorgane.

1. Myatonia congenita.

Carl W., 8 Monate. Aufgenommen und gestorben 7. 4. 1913. Als Eilfall wegen Lungenentzündung moribund eingeliefert.

Erstes Kind gesunder Eltern. Gew. 7390 g. Keine Tuberkulose noch Lues in der Familie nachweisbar. Leichte Entbindung. 6 Wochen gestillt, dann $\frac{1}{2}$ Milch und $\frac{1}{2}$ Haferschleim. Immer verstopft, von jeher schwächlich und kränklich; konnte Kopf nicht heben, weder Arme noch Beine bewegen. Wie das Kind gelagert wurde, so blieb es liegen, konnte nicht sitzen. Beginn der Erkrankung am 5. 4. mit starkem Hustenreiz, Atemnot, Schreien und hohem Fieber.

Blaß zyanotisches Gesicht mit ängstlichem Ausdruck. Unterer Teil des Sternums eingezogen (Trichterbrust). Über dem rechten Mittel- und Unterlappen Dämpfung, Bronchialatmen, wenig Rasseln. Links unten hinten verschärftes Atmen, sonst diffuse Rasselgeräusche. Dyspnöe, Röcheln, Nasenflügelatmen. Herztöne sehr leise, Puls kaum fühlbar. Urin: Azeton, Albumen in Spuren. Hochgradig schlaffe Muskulatur, wimmert bei der Untersuchung ohne zu schreien. Exitus.

Klinische Diagnose: Pneumonie, Myatonie.

Anatomische Diagnose: Bronchopneumonie, Muskelatonie?

Mikroskopisch: Schwere Veränderungen im Rückenmark. Zum Teil frische Erkrankung der Ganglienzellen. Atrophie und Ausfall von Vorderhornzellen. Die Muskelfasern zum Teil atrophisch, zum Teil sehr hypertrophisch.

2. Hermann B. 5 Monate. Aufgenommen 27. 8. Gestorben an Keuchhusten 18. 10. 1913.

Drittes Kind gesunder Eltern, ohne nachweisbare Lues oder Tuberkulose in der Familie. Sonstige Anamnese nur sehr unvollkommen zu erhalten, indem die Angaben von Vater und Mutter sich direkt widersprechen. Die Mutter sagt aus: Kind ist nie recht gediehen, hat die Beine nie bewegen können, war von Geburt an „gelähmt"; seit 2—3 Tagen Krämpfe, Stuhl angehalten, kein Erbrechen. Nach Angabe des Vaters dagegen soll das Kind früher mit den Beinen gestrampelt haben, erst seit Beginn der jetzigen Erkrankung bewegungslos (?).

Blasses, elendes Kind. Gew. 4540 g. Pi. wiederholt —, Wa. —. Liegt in passiver Rückenlage. Hautturgor, schlaff, spärliche Muskulatur. Die Beine liegen in Hüft- und Kniegelenk flektiert nach außen rotiert auf der Unterlage; besonders schwach entwickelt erscheinen die Glutäen. Drüsen (zervikal, submaxillar, axillar, kubital) beiderseits palpabel. Lungen o. B. Herztöne rein. Puls regelmäßig. Abdomen trommelartig aufgetrieben: durch die dünnen Bauchdecken sieht man sehr heftige Darmsteifungen; vor der Wirbelsäule fühlt man mehrere harte eigroße und zerstreut im Abdomen kleinere harte Tumoren, die sich nach Einlauf und Rizinus als Kotmassen herausstellen. Kein Druckschmerz bei der Palpation. Leber, Milz nicht palpabel. Urin frei. Bauchdecken-, Kremaster-, Patellarreflexe fehlen beiderseits. Kind ist sehr apathisch. Schlaffe Lähmung beider Beine. Die Arme, die nach innen rotiert liegen, sowie die Zehen am linken Bein können spontan oder z. B. bei Berührung der Sohle mit der Nadel bewegt werden. Beim Anheben des Kindes hängen Arme und Beine schlaff herunter, der Kopf pendelt haltlos hin und her. „Lose Schultern" sind nicht ausgeprägt. Das Kind kann sich mit stark kyphotischer Wirbelsäule und Vornübersinken des Kopfes aufrecht sitzend halten. Der Kopf läßt sich ohne Mühe im Sitzen zwischen die Füße legen. An den Fingern ist Hyperextension in den Gelenken möglich, an den Beinen nicht. Zeitweise drängen die Darmschlingen die Bauchwand zu beiden Seiten der Musc. rect. abdom. wulstartig vor. Röntgenbild der Knochen o. B., keine Atrophie. Elektrische Prüfung ergibt:

		ASZ	KSZ
Galvanisch: Untere Extremität	Musc. tib. ant. sin. „ „ „ dext.	2 MA	5 MA
	Nerv. peron. sin.	10 MA	

		KSZ	ASZ
Obere Extremität	Musc. flexor. . . . Nerv. uln. dext. . .	2 MA	5 MA

Träge Kontraktionen an den unteren Extremitäten.

Faradisch: M. quadrat. fem. dext. Rollenabstand 50 mm, sehr träge Kontraktionen.

Demnach umgekehrte Zuckungsformel bei direkter Muskelreizung an den unteren Extremitäten, partielle Entartungsreaktion.

Klinische Diagnose: Pertussis usw., Poliomyelitis ant. (Myatonia cong. ?).

Es lag bei diesem Kind vor: Nicht komplette, schlaffe Lähmung der Bein-, Rücken-, Bauch- und Nackenmuskulatur. Partielle Entartungsreaktion an den unteren Extremitäten und Areflexie. Die nicht ganz symmetrische Affektion der Muskeln sowie die partielle Entartungsreaktion sprach gegen Myatonie.

Anatomischer Befund: Auf dem Durchschnitt des Rückenmarks sind die vorderen und hinteren Hörner von deutlich verschiedener Farbe, die vorderen vielleicht etwas röter als sonst, die hinteren kaum erkennbar, von gelbgrauer Farbe. Die gefundenen Veränderungen schienen also makroskopisch dem Bilde der Poliomyelitis acuta zu entsprechen. Muskeln: Einfache Atrophie mit minimalster Verfettung, ausgedehnte Bindegewebsentwicklung. Außerdem fand sich die Querstreifung verwaschen neben vakuolärer Degeneration und Kernvermehrung.

Die genauere mikroskopische Untersuchung des Rückenmarks beider Fälle (Neurologisches Institut Dr. Doinikoff) führte zu folgendem Befund:

„Die beiden Fälle zeigen sehr ähnliche Veränderungen: keine entzündlichen Infiltrate, keine Herderkrankungen, sondern nur schwere degenerative Veränderungen der Ganglienzellen, welche an den Vorderhörnern besonders deutlich ausgeprägt sind." (Die Zellen der Vorderhörner erscheinen rarefiziert, atrophisch und unregelmäßig geformt, ohne normale Struktur.)

Also jedenfalls nichts von poliomyelitischer Erkrankung, namentlich auch nicht in dem letzten Fall, wie es zuerst von klinischer und pathologischer Seite angenommen worden war. Auf Grund der Befunde im Rückenmark und an der Muskulatur glauben wir daher beide Krankheitsfälle der Myatonie einreihen zu sollen, einer Krankheit, deren anatomische Grundlage einstweilen noch keine einheitliche ist, ebensowenig wie das klinische Bild.

2. Dystrophia musculorum progressiva.

Von 6 Kindern standen 5 im Alter von 11—13 Jahren; 1 Kind war 5 Jahr alt. 4 Fälle waren sporadisch. Die beiden übrigen ent-

stammten einer Familie, in der im ganzen 4 Geschwister dieselbe
Form von Muskelerkrankung zeigen, vermutlich vom Vater her
ererbt.

Bei 4 Kindern ergab die Untersuchung Schwund fast der gesamten Muskulatur, die in einem Falle so hochgradig und ausge-
breitet war, daß der Knabe in passiver Rückenlage bettlägerig und
nicht imstande war, selbständig die Lage zu wechseln. Die anderen
3 vermochten, wenn auch unsicher und watschelnd (genu recurvatum) zu gehen. Bei einem 11 jährigen Knaben, Ernst R., fand
sich neben der Muskelatrophie Pseudohypertrophie (Fettdegenera-
tion am exzidierten Muskel nachgewiesen), die die M. deltoid.,
supra- und infraspinat. sowie die Wadenmuskulatur beiderseits
betraf.

Während in 5 Fällen die Krankheit mit Schwäche in den Beinen
und Schwierigkeit beim Gehen (Stolpern, Hinfallen, erschwertes
Treppensteigen), also in den Muskeln des Beckengürtels ihren Anfang nahm, hatte das 11 jährige Mädchen Hanna G. 5—6 Wochen
vor der Aufnahme über Beschwerden im rechten Daumen zu klagen, nachdem sie schon etwa seit 1 Jahr angefangen hatte, mit
Vorliebe die linke Hand zu benutzen.

Die nähere Untersuchung ergab: An dem Daumen der rechten Hand
sind die Muskeln der Thenar- und Hypothenargruppe, ebenso des rechten Unterarmes atrophisch. Die Beugung im Interphalangealgelenk ist
nicht möglich, der Handrücken erscheint rechts abgeflacht. Funktions-
untüchtig erscheint der M. adduct. und opponens.
Elektrische Prüfung (galvanisch):

M. flex. poll. . . . . . KSZ um   3,0 MA;   ASZ ca. 10 MA
Hypothenar . . . . . KSZ   2—3 MA;   ASZ   8 MA
M. extens. poll. long. KSZ   3 MA;   ASZ > 5—7 MA
Vom Nerven aus (Medianus) links   KSZ > ASZ
rechts ASZ > KSZ.

Es handelt sich demnach um eine in den ersten Stadien befindliche Muskelatrophie der rechten Hand bzw. des rechten Armes,
die bis jetzt Thenar, Hypothenar und einen Teil der Vorderarm-
muskeln (lange Daumenstrecker) ergriffen hat. Nach der elektrischen Prüfung ist eine spinale bzw. neurotische Natur des Leidens
auszuschließen. Demnach handelt es sich um eine primäre Myo-
pathie.

In 5 Fällen war die elektrische Erregbarkeit der befallenen Muskeln herabgesetzt. In einem Fall bestand E. A. R. Kyphose bzw.

hochgradige Kyphoskoliose fand sich in 3 Fällen. 1 mal wurde Unmöglichkeit, den Urin zu halten, beobachtet. Bei dem Mädchen Marie G., 11 Jahre, war der 1. Ton über allen Ostien unrein, 2. Ton klappend; gleichzeitig bestand folgende Augenmuskelstörung: bei Akkommodation besteht ein Beweglichkeitsdefekt, indem der rechte Bulbus nach innen oben an den Rand der Lidspalte rückt. Astigmatismus rechts. Es ist nicht zu entscheiden, ob hier eine Beteiligung des Herzmuskels (im 6. Jahre Scharlach) sowie andererseits der Augenmuskeln und des Sphinct. vesicae an dem muskulären Krankheitsprozeß vorliegt.

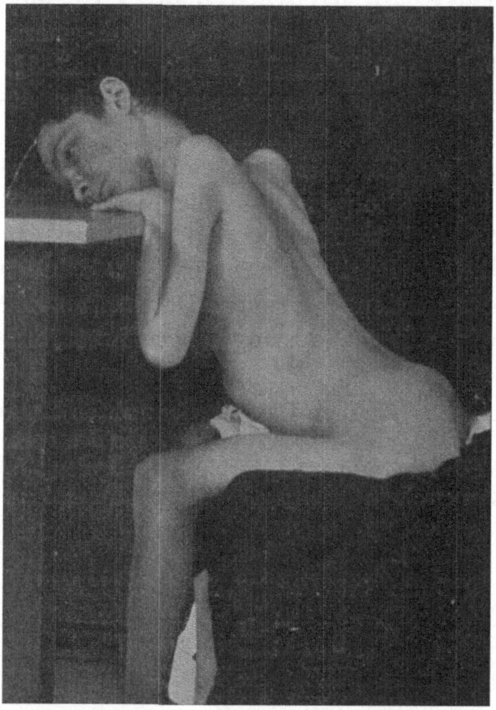

Besonders weit vorgeschritten war der Muskelschwund bei dem 13jährigen Knaben Hans Str. Hervorzuheben aus der Krankengeschichte wäre: Der große Schädel steht mit dem im Wachstum zurückgebliebenen und durch die allgemeine Muskelatrophie entstellten Körper in einem auffälligen Gegensatz. Umfang 55,5 cm. Mit Unterstützung kann der Patient sitzen, der Kopf wird dabei normal gehalten. Beim Beugeversuch fällt der Kopf nach vorn auf die Brust und kann nur mit Mühe wieder hochgehoben werden. Drehungen sind

Abb. 8. Dystrophia musculorum progressiva.

ausführbar. In Rückenlage kann der Kopf von einer Seite zur anderen gedreht, aber nicht von der Unterlage erhoben werden. Der Ausdruck des Gesichts ist ein maskenartiger. Die Mimik beschränkt sich auf ein Runzeln der Stirn. Es besteht Prognathie. Stirn niedrig.

Starke Asymmetrie des Thorax, der links abgeflacht ist. Im rechten Hypochondrium muldenförmige Einsenkung der Rippen. Rachitis. Die Schulterblätter stehen flügelförmig ab. Beim Aufstützen auf die Ellenbogen verschwindet der Kopf bis zur Hälfte zwischen den Schulterblättern (lose Schultern, Abb. 8). Neben der Wirbelsäule, die im unteren Lendenteil stark kyphoskoliotisch verbogen ist, fehlt das Polster der langen Rückenmuskeln, links mehr als rechts, so daß hier eine lange, tiefe Delle vorhanden ist. Patient liegt auf der rechten Gesäßhälfte. Vorn auf der Brust an den Rippenmuskeln sieht man ab und zu spontan fibrilläre Zuckungen vorüberhuschen. Patellarreflexe eben angedeutet, Achillessehnenreflexe lebhaft, alle übrigen Reflexe erloschen. Mechanische Erregbarkeit bei keinem Muskel erhalten. Sensibilität für alle Qualitäten vorhanden. Bei komplizierten Worten Sprache unsicher, zuweilen Silbenstolpern, schreibt und zeichnet gut. Intelligenz mäßig. Im Augenhintergrund temporale Abblassung beider Papillen, zentrales Skotom nicht nachweisbar, Sehschärfe 5/5, enge Gefäße (Augenklinik).

Elektrische Prüfung. M. peron. sin.:

$$\text{galvanisch indirekt KSZ 1,8 MA, direkt KSZ 4,5—5,0}$$
$$\text{AÖZ 4,5 MA,} \quad\quad \text{ASZ 5,0}$$
$$\text{faradisch indirekt 2 cm RA, direkt 2,5—3 cm.}$$

M. quadriceps sin.:

$$\text{galvanisch direkt KSZ 6,0 MA; ASZ 7,5 MA}$$
$$\text{faradisch direkt 2 cm RA.}$$

Allgemeine Atrophie der Knochen, besonders deutlich röntgenologisch nachweisbar an den langen Röhrenknochen und an den Metakarpalknochen, die taillenförmig sind.

3. Polymyositis mit Erythema exsudativum multiforme recidivans.

Diese seltene Diagnose glaubten wir bei dem eigenartigen Krankheitsbild, das der 11jährige Richard R. bot, auf Grund des folgenden Befundes stellen zu sollen.

Eltern gesund. Großmutter mütterlicherseits gestorben an Tuberkulose. Patient hat lange Zeit mit einem in demselben Hause wohnenden Kameraden gespielt, der an Tuberkulose vor $^3/_4$ Jahren gestorben ist. Mit 4 Jahren Masern, vor $1^1/_2$ Jahren Keuchhusten, im Anschluß daran soll die jetzige Erkrankung entstanden sein. Patient war seitdem immer nur vorübergehend für etwa 8—14 Tage gesund. Die Krankheit bestand in Fieber, meist mit Erbrechen und Magenschmerzen und schmerzhaften Anschwellungen des Gesichts mit starkem Tränenfluß und Schwellungen der Extremitäten; gleichzeitig traten „rosafarbene" Flecken auf der Haut auf. Der Ausschlag juckt nicht. Von einem Arzt ist einmal Lungenspitzenkatarrh und Nierenentzündung festgestellt worden. Geschwister gesund. 2 Mißfälle. Bei der Aufnahme des schlecht genährten Patienten (25,200 kg) findet sich ein pustulo-krustöses Exanthem, dessen Effloreszenzen in Gruppen angeordnet sind, hauptsächlich an dem Orbitalrand und in der Gegend des linken Jochbeins, zum Teil (an den Armen) einzeln stehen. In verschiedenen Stadien der Abheilung sind sie auch an anderen Gesichtspartien, Kinn, Wangen und an beiden Kieferwinkeln, wenn auch spärlicher, vorhanden. Die größeren Effloreszenzen zeigen einen infiltrierten entzündlichen Hof um eine eitrige Borke mit sehr geringer Heilungstendenz. In der Gegend der Glabella und über der Nasenwurzel sind zahlreiche kleinere und größere, bis zu linsengroße länglich ovale Narben sichtbar, die zu einer bläulich schimmernden atrophischen muldenförmigen Vertiefung geführt haben. Auf der Wangenschleimhaut zeigen sich an den Druckstellen der Zähne aphtenartige Auflagerungen. Das Exanthem ändert im Verlauf der Krankheit bei den einzelnen Schüben seinen Charakter: teilweise sind es kleine, umschriebene, leicht erhabene Erytheme mit einer Delle in der Mitte, teilweise Blasen von gelblicher Farbe, wenig erhaben über der Oberfläche, einige mit rotem Hof. Dann wieder treten an den Oberarmen Erythemanodosum-artige, bläulichrote Effloreszenzen auf, fast gleichzeitig damit pralle, glänzende ödematöse Anschwellungen (sklerödemartig) an den Armen, besonders aber an den Unterschenkeln. Dabei Schmerzen in den Gelenken, die aber (bis auf die Fußgelenke) frei sind von Schwellungen. Bewegungen in den Gelenken schmerzen wegen der Anspannung der affizierten Muskeln. Fast sämtliche Muskeln sind während der Anfälle äußerst schmerzempfindlich, namentlich die Ober- und Unterarmmuskeln und die Wadenmuskeln, ebenso die großen Nervenstämme. Man fühlt harte sehnenartige, sehr schmerzhafte Stränge unter dem palpierenden Finger rollen, namentlich vor Stärkerwerden des Ödems. Zuweilen sind die Muskeln wieder teigig, wie gequollen. Besonders verhärtet und atrophisch fühlen sich die beiden Mas eteren an; es besteht dauernd Kieferklemme, so daß man den Rachen nicht genau übersehen kann. Das Ellenbogen- und Kniegelenk kann auch in anfallsfreien Zeiten nicht völlig gestreckt werden. Nach der letzten Attacke mit Erythemanodosum-ähnlichen Effloreszenzen kommt es zu einer besonders an den Armen sehr starken kleienförmigen Abschuppung. Aurikular-, Kubitaldrüsen beiderseits vergrößert. Milz palpabel. Meist starke Konjunktivitis. Augenhintergrund o. B.

Die Arme werden immer leicht gebeugt gehalten, Armknochen und Schienbein röntgenologisch o. B. Verkürzter Schall über der rechten Spitze hinten bis zur Spin. scap. und in der rechten Axilla, hier abgeschwächtes Atmen. Links oben vorn neben dem Sternum oberhalb der Herzdämpfung ebenfalls verkürzter Schall gegenüber rechts. Im Röntgenbild verschiedene Drüsenschatten (?) in beiden Lungenfeldern. Pi. 2 mal —, einmal schwach +, Wa. —. Eigentümlich wellenförmiges Fieber mit zeitweise hohen Ausschlägen (hektisch). Urin enthält dauernd Diazo und Urobilin, keinen Zucker, zeitweise granulierte und hyaline Zylinder. Spez. Gew. 1005—1020, meist 1005—1007. Menge sehr schwankend (700—1800) mit der Nahrungs- und Flüssigkeitsmenge, die aufgenommen wird. Stuhl zeitweise reichlich Fett (Fettsäuren) enthaltend, von typischem acholischem Aussehen. Wurmeier nicht nachweisbar. Keine Trichinen im Röntgenbild in den affizierten Muskeln zu sehen. Blut zeigt refraktometrisch niedere Werte 5,357—5,721%. Das Blutbild (siehe Tabelle IV) weist hohe Werte der eosinophilen Zellen auf, bis

Tabelle IV.

Datum	Hb %	Erythro-cyten	F. J.	Leuko-cyten	Polynu-kleäre %	Eosino-phile %	Mast-zellen %	Lympho-cyten %	Übergangs-formen	Bemerkungen	Temperatur
30. 8. 13	80	5 150 000	0,8	13 400	64	20	—	16	1		38,6°
8. 9. 13	80	5 060 000	0,8	13 900	58	18	—	19	5		38,2°
10. 9. 13	80	4 800 000	0,8	7 600	61	15	1	20	3		39,7°
13. 9. 13	85	4 860 000	0,9	14 000	82	7	—	9	2	} Punktierte rote	40,1°
16. 9. 13	80	4 820 000	0,8	20 100	84	9	—	5	2	Blutkörperchen	40,2°
18. 9. 13	85	4 900 000	0,9	19 000	85	7	—	3	5		39,5°
20. 9. 13	80	5 140 000	0,8	13 400	85	6	—	6	3		39,7°
23. 9. 13	—	—	—	13 200	75	8	1	13	3		38,3°
26. 9. 13	75	4 560 000	0,8	6 600	61	9	—	20	10		38,2°
29. 9. 13	80	4 170 000	0,9	9 600	67	11	1	17	4		38,9°
1. 10. 13	80	4 580 000	0,8	7 800	65	17	—	16	2		39,5°
2. 10. 13	80	4 220 000	0,9	10 300	77	10	—	10	3		39,5°
3. 10. 13	—	5 100 000	—	12 500	73	14	—	7	6		38,5°
4. 10. 13	80	4 350 000	0,9	11 000	83	5	—	10	2		38,7°
6. 10. 13	75	4 400 000	0,8	10 500	69	18	—	11	2		38,8°
7. 10. 13	70	4 000 000	0,8	16 000	65	13	—	17	5		39,6°
8. 10. 13	—	—	—	14 000	81	12	—	13	—		40,2°
9. 10. 13	75	4 000 000	0,9	17 200	71	11	—	15	3		39,2°
10. 10. 13	75	3 800 000	1	8 500	74	16	—	7	3		39,3°
11. 10. 13	70	3 650 000	1	8 800	60	22	—	14	4		38,4°
13. 10. 13	60	3 740 000	0,8	6 800	62	19	1	13	5		37,7°
14. 10. 13	60	3 740 000	0,8	6 300	54	13	—	27	6	1 % Normoblasten	38,4°
15. 10. 13	—	4 000 000	—	6 100	70	14	—	11	5		39°
16. 10. 13	65	4 000 000	0,8	6 700	64	16	2	12	6		39°
17. 10. 13	—	—	—	6 200	67	9	—	19	5		38,3°
20. 10. 13	65	3 480 000	0,9	8 500	80	7	1	10	1	} 1 % Myeloblasten	39,2°
21. 10. 13	65	3 530 000	0,9	8 600	66	7	—	22	4		39,5°
22. 10. 13	—	—	—	9 900	85	4	—	9	2		39,6°
23. 10. 13	65	3 820 000	0,9	6 400	80	4	—	15	1		38,8°

zu 22%. Ihr Anstieg ging nicht immer dem Auftreten von Haut-
eruptionen parallel. Die Leukocytenzahlen wiesen Ausschläge bis zu
20 000 auf. Auffallend waren die niedrigen Werte der Lymphocyten.
Der Hämoglobingehalt fiel im Laufe der Krankheit von 85% auf 65%.
Blut enthält kulturell einmal Streptococcus longus (vermutlich nicht
steril), das zweitemal war es steril (Hygienisches Institut). Patient
akquiriert leider Diphtherie, wird verlegt und später ungeheilt entlassen.

Wir haben also anfallsweise auftretende schmerzhafte Anschwellungen der Muskeln mit festem Ödem, namentlich der Arme und
Unterschenkel, die typisch säulenartig geschwollen erscheinen, mit
gleichzeitigem Ausbruch eines mannigfaltigen Exanthems. Dabei
Temperaturerhöhung bis 40°, äußerst elendes Allgemeinbefinden
des sehr intelligenten Patienten mit Schlafsucht und Apathie und
Verweigerung der Nahrung. Verdächtiger Lungenbefund (Pi. +),
Nephritis. Dauernd Diazo und Urobilin im Urin, zeitweise Fettstuhl. Mäßige Anämie, anfallsweise Vermehrung der Eosinophilen.

Wir erfahren nachträglich, daß sich zu Hause die Krankheit
in den hier beobachteten Schüben fortgesetzt hat, bis eine progresse
Lungentuberkulose den Exitus herbeiführte. (Juli 1914.)

Ein Stück Muskel, nach dem Tode aus dem M. deltoideus exzi-
diert, ergibt folgenden Befund (Path. Institut, Dr. Goldschmid):
Die mir vorliegenden vier histologischen Präparate zeigen: Muskelfasern in Längs- und Querschnitt von sehr verschiedener Breite
und Färbbarkeit, manche fadenförmig, andere unförmig dick;
zwischen gerade verlaufenden wellige und rankenförmige Fasern,
spindelförmige Auftreibung und kolbige Endigungen, meist deutliche Querstreifung, doch oft — und besonders an den dicken
und spindeligen Fasern — körniger Zerfall; vereinzelt auch scholliger
Zerfall. Das Perimysium zeigt fast überall rundzellige (z. T. leu-
kocytäre) Infiltration, die auch an vielen Stellen die Muskelfasern weit auseinander drängt oder sie völlig überdeckt. An
solchen Stellen, z. T. perivaskulär, Bildung kleiner Rundzellherde.
An manchen Stellen, aber nur vereinzelt, haufen- und wurstförmige
Kernwucherungen. Kleine frische Hämorrhagien.

Anatomische Diagnose: Subakute Myositis mit vor-
wiegender Atrophie der Muskelfasern.

XIII. Mißbildungen.

1. Hydronephrose.

Schwierigkeiten bei der Stellung der Diagnose boten die folgenden Fälle:

1. Das 9 tägige Kind Johann Z. ist das erste lebende Kind luetischer Eltern nach 1 Abort. Seit 3 Tagen zeigt es Auftreibung des Leibes mit grünem Stuhl ohne Erbrechen.

An dem gut entwickelten (4100 g) Kind fällt das hochgradig aufgetriebene Abdomen auf. Wegen der Spannung und großen Druckschmerzhaftigkeit ist die Palpation von Leber und Milz nicht möglich. Der Nabel sezerniert, ist eitrig belegt, es gelingt, vorsichtig mit der Sonde einige Zentimeter weit nach oben (Ven. umbilic.) und nach unten links (Art. umbilic. sin.) *vorzudringen*. Über der Lebergegend ist deutliches Reiben (Schneeballenknistern) zu fühlen und zu hören, das sich nach einigen Tagen auch sonst über den Bauch hin nachweisen läßt. Kein Ikterus. Pi. —, Wa. 5 mal —. Urin o. B. Augenhintergrund o. B. Dabei trotz häufigen Erbrechens und Speiens Gewichtszunahme (Frauenmilch).

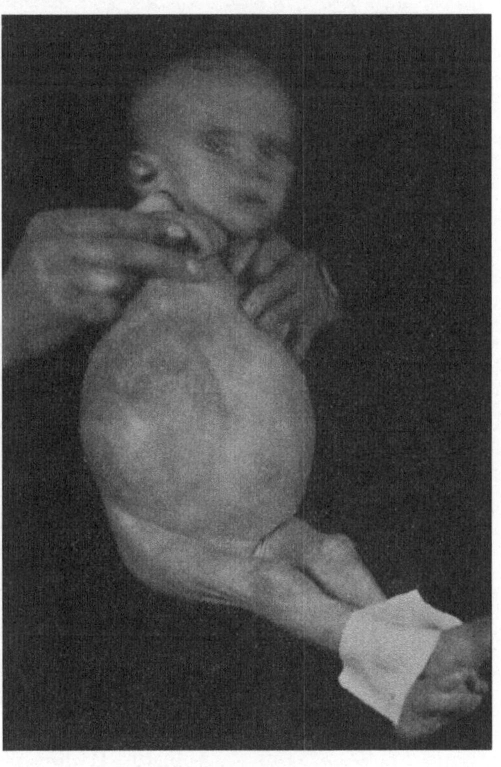

Abb. 9. Hydronephrose.

Es wird eine *Peritonitis* bei einem luetischen Kind angenommen mit wahrscheinlicher Vergrößerung von Leber und Milz. Innerlich Hg protojodur.

Nach 3 Wochen Verschlechterung des Befindens, Verfall des Kindes unter steter Zunahme des Bauchumfanges nach allen Richtungen. Jetzt wird in der rechten Bauchseite eine stärkere Spannung festgestellt; man fühlt hier eine prall elastische Geschwulst, die von der Wirbelsäule nach vorn bis über die Mittellinie reicht und vom Rippenbogen bis zur Blasengegend. Links besteht geringere Spannung, tympanitischer Darmschall, hier sind kleine oberflächliche Tumoren fühlbar (Scybala). Auf Einläufe wenig Erfolg. Die eingeführte Darmsonde ist links dicht unter der Bauchwand fühlbar. Erleichterung des Zustandes durch Abgang

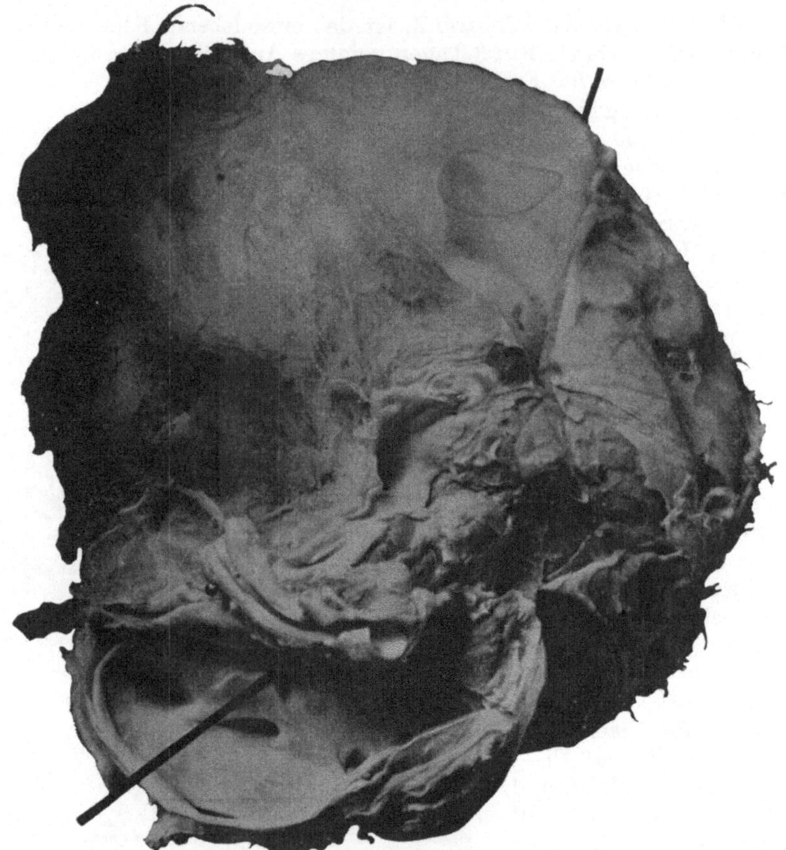

Abb. 10. Hydronephrose.

reichlicher Gase. Im Röntgenbild ist im Schatten rechts nichts zu differenzieren. Milzschatten vergrößert. Durch Bauchpunktion Entleerung von 380 ccm Flüssigkeit.

Die Diagnose schwankte jetzt zwischen Tumor (Sarkom?) oder Zyste der rechten Niere und abgesacktem peritonitischem Exsudat.

Die mittels Punktion entleerte Flüssigkeit enthält: Farbe: zunächst hellgelb, wie Urin, dann dunkelgelb, leicht getrübt, später blutig gefärbt

Reaktion neutral. Spez. Gew. 1007—1012. Eiweiß $++$, Essigsäure-körper $+$, Blut $+$, Zucker, Indikan, Diazo, Gallenfarbstoff, Azeton, Azetessigsäure, Urobilin —, Harnstoff —. Sediment: rote Blutkörperchen, Lymphocyten und Leukocyten, daneben große gekörnte Zellen. Wa. —. Die Leber ist wenig vergrößert, in der rechten Nierengegend eine Resistenz. Links von Tumoren nichts zu fühlen (Abb. 9).

Der Zustand des Kindes (Erbrechen usw.) erfordert im Laufe der Zeit immer wiederholte Punktionen unter Entleerung von Flüssigkeitsmengen bis über 700 ccm. Urinsekretion zeitweise sehr herabgesetzt (98 ccm). Die Flüssigkeit sammelt sich immer sehr schnell innerhalb 24 Stunden wieder an. Das Kind erliegt schließlich einer Sekundärinfektion (doppelseitige Otitis med. purul., Bronchopneumonie usw.).

Sektionsbefund: Hydronephrose rechts mit großem Nierenbecken divertikel (300 ccm Inhalt der Zyste). Rinde und Mark nicht mehr zu unterscheiden. Mikroskopisch: schwere hydronephrotische Atrophie. Verengerung des rechten Ureters am Nierenbecken. Keine Phimosis. Linke Niere 18 g. Peritonitis. Fibrinöse Auflagerungen auf der Leber. Alte Verwachsungen der Dünndarmschlingen. Strangulationsileus (Abb. 10).

Besonders hinweisen möchten wir auf die uns damals nicht bekannte Tatsache, daß die Inhaltsflüssigkeit einer Nierenzyste keinen Harnstoff zu enthalten braucht. Wir waren durch diesen negativen Befund an der Diagnose Nierenzyste irre geworden.

2. Zystennieren.

Bei 2 Kindern wurden bei der Sektion als Nebenbefund Zysten in den Nieren nachgewiesen.

Karl Sch., $1^1/_2$ Jahre. Aufgenommen 9. 9., gestorben 19. 9. 1912. Chronische Dyspepsie. In beiden Nierengegenden ein höckriger Tumor fühlbar.

Anatomische Diagnose: Beiderseits Zystennieren.

Auf der Oberfläche sind die Nieren von blasser, gelbrötlicher Farbe, weicher Konsistenz. Auf der Schnittfläche zeigen sie ein wabiges Aussehen. Überall finden sich sehr zahlreiche kleinste, höchstens bis erbsengroße Zysten. Diese liegen hauptsächlich in der Marksubstanz, während die 2 mm breite Rinde fast völlig frei ist. Auf der Oberfläche wölben sich die Zysten nicht vor; dagegen im Nierenbecken an den Ansatzstellen der Papillen. Die Markkegel haben durch die kleinen Zysten ein glasiges Aussehen.

Hellmut Sp., 7 Monate. Dekomposition, Nephritis.

Anatomische Diagnose: Chronische hämorrhagische Nephritis. Die Oberfläche beider Nieren fein granuliert, zeigt zahlreiche kleine Zysten.

Klinisch war im ersten Fall Bestehenbleiben der fötalen Lappung oder, namentlich in Anbetracht der gleichzeitigen starken Vergrößerung der Leber, Sarkom der Niere angenommen worden. Mikroskopisch fanden sich stellenweise innerhalb der Zysten papilläre Adenome; beide Befunde sprechen in ihrer Kombination dafür, daß es sich um Mißbildungen der nephrogenen Struktur handelt (Kauffmann).

3. Atresie des Ösophagus.

Emil H., 2 Tage alt, wird von der geburtshilflichen Klinik übernommen. Kind ist asphyktisch zur Welt gekommen, hat aspiriert. Abgießungen, Schultzesche Schwingungen, Aspirationsversuche mit Trachealkatheter. Das Kind zeigt zyanotisch verfärbte Extremitäten, Ohren und Lippen. Hochgradige Dyspnöe mit asphyktischen Anfällen, ausgebreitetes Rasseln über beiden Lungen. Stuhl teerartig. Kind ist nicht imstande, zu schlucken. Bei Sondenfütterung gelangt die Sonde nicht über die Höhe des Kehlkopfes hinaus, dort anscheinend ein Hindernis. Am 3. Tag Exitus.

Sektion: Blindendigung des oberen Abschnittes des Ösophagus 6,5 cm unterhalb des Zäpfchens. Kommunikation des unteren Abschnittes mit der Trachea an typischer Stelle. Agenesie der rechten Niere. Polyp an der linken Uretermündung. Vikariierende Hyperplasie der linken Niere.

Der Zufall wollte, daß wir kurze Zeit später einen zweiten derartigen Fall aufnahmen, bei dem wir infolge der eben gemachten Erfahrung hinter dem Röntgenschirm durch Sondierung die Diagnose auf Atresie des Ösophagus stellten. Eine Operation (Magenfistel) überlebte das Kind nur einen Tag.

4. Varizen des Ösophagus.

Karl S., 4 Jahre, von jeher schwächlich, blutarm, erkrankte am 29. 1. 1913 plötzlich mit Müdigkeit und Blässe, Fieber und Blutbrechen. Eltern und 3 ältere Geschwister angeblich gesund, nichts von Tuberkulose oder Lues nachweisbar. Am 30. 1. Aufnahme.

Die Untersuchung ergibt: Der Knabe macht einen schwer anämischen Eindruck, wachsgelbe Haut, sämtliche Schleimhäute sehr bleich. Muskulatur schlaff. Drüsen (Zervikal-, Submaxillar-, Inguinal-, Kubital-, letztere stark vergrößert) beiderseits fühlbar. Lungen o. B., beschleunigte Atmung. Herz: 1. Ton nicht ganz rein, Puls 180, regelmäßig und gleichmäßig. Leber, Milz o. B. Tonsillen, sehr blaß, o. B., in beiden Nasenöffnungen Blutkoagula. Augenbewegungen frei, Pupillar-, Kornealreflex vorhanden. Bauchdecken-, Kremaster-, Patellarreflex beiderseits sehr gesteigert. Fußklonus, Babinski +. Sensorium frei. Sehr intelligent.

Gähnt viel, ist unruhig und schläfrig. Im Stuhl Blut nachweisbar. Urin enthält Spur Albumen, Azeton.

31. 1. nachts plötzlich Blutbrechen. Gesicht, Leib- und Bettwäsche mit Blutspritzern bedeckt. Im Erbrochenen große Blutkoagula neben hellrotem, nicht geronnenem Blut. Menge etwa 6 Eßlöffel. Nach dem Erbrechen Kollaps.

Mittags 40 g Blut gebrochen. Große Mattigkeit.

1. 2. 1913 früh 3 Uhr wieder Erbrechen, Blut spritzt im Bogen aus Mund und Nase, Blut größtenteils vom Magensaft bereits angegriffen.

9—10 Uhr. Im Laufe einer Stunde 3 maliges Erbrechen großer Mengen Blutes, jedesmal etwa 1 Tassenkopf voll, nicht geronnen. Kind faßt sich nach dem Magen; Epigastrium offensichtlich auf leichten Druck sehr empfindlich; augenscheinlich auch spontane Magenschmerzen.

Untersuchung von Nase und Rachen von spezialistischer Seite ergibt dort keine Quelle der Blutung.

Trotz geeigneter Therapie (Ergotin, Kampfer, Gelatine und Kochsalzinfusionen usw.) erfolgt 1 Stunde nach dem letzten Erbrechen Exitus.

Klinische Diagnose: Ulcus duodeni? Ulcus ventriculi?

Anatomische Diagnose: Ausgedehnte Ösophagusvarizen. Starke Anämie sämtlicher Organe.

Sektion: Im unteren Teile des Ösophagus finden sich bis zur Kardia hin einige nebeneinander verlaufende Varizen. Magen und Duodenum o. B. Leber 425 g, Nieren 100 g o. B., sehr anämisch. Im Darm leichte Schwellung der Follikel. Lunge, Trachea, Bronchien o. B. Gehirnsektion nicht gestattet.

Mikroskopisch findet sich in der Milz (105 g) sehr starke Vermehrung des Bindegewebes, sowohl perivaskulär, wie im Stroma. Die Follikel erscheinen spärlich, überhaupt das lymphatische Gewebe reduziert. Bei der Giemsafärbung erscheint das ganze Präparat rot, anstatt blau, wie sonst.

Varizen der Speiseröhre sind außerordentlich selten im Kindesalter; sie sind einmal Zeichen von Schwächezuständen der Venenwand und beruhen dann vermutlich auf Lues. Außer den doppelseitig vergrößerten Kubitaldrüsen ließen sich, auch anamnestisch, keine Zeichen für Lues nachweisen. Wa. wurde nicht gemacht, Pi. —. Vielleicht könnte die Vermehrung des Bindegewebes in der Milz für diese Ursache der Venenerweiterung sprechen. Wahrscheinlicher ist wohl, daß es sich um eine angeborene Anomalie gehandelt hat, aus der es, vielleicht infolge eines Infektes, zu den tödlichen Blutungen gekommen ist. Jedenfalls wird man bei Fällen mit Blutbrechen im Kindesalter an das, wenn auch seltene Vorkommen von variköser Veränderung der Gefäße im Ösophagus denken müssen.

5. Angeborene Stenose der Gallengänge.

Otto Th., rechtzeitig geborenes Kind, 4 Wochen gestillt. Angeblich besteht der Ikterus erst seit 3 Wochen. Für Lues anamnestisch keine Angaben.

Graziles Kind, 7 Wochen alt, Gew. 3250 g. Fettpolster sehr gering. Haut faltig, besonders an den Extremitäten, wo sie sich in Lappen hochheben läßt. Die Haut ist von gelbgrünlicher Farbe, beim Schreien mehr bräunlich; sie fühlt sich trocken an und neigt zur Abschuppung. Auch die Schleimhäute, Gingiva- und Konjunktiva-, sind gelb verfärbt.

Kopfknochen fest, große Fontanelle pfenniggroß. Thorax gut gewölbt. Auf den Röntgenbildern der Arm- und Handknochen sind periostische und osteochondritische Veränderungen nicht zu konstatieren.

Kubitaldrüsen beiderseits erbsengroß.

Lungen, Herz o. B.

Puls langsam (96—104).

Abdomen weich. Hernia epigastrica. Nabelbruch.

Leber 2 Querfinger unter dem Rippenbogen palpabel, fühlt sich höckerig an. Der untere Milzpol ist eben palpabel.

Urin: Gallenfarbstoff $+$.

Stuhl: acholisch, schleimig. Ist frei von Gallenfarbstoff, enthält Fettseifen. Wa. —, Pi. —.

Es erfolgte unter Eiweißmilch Heilung der Dyspepsie. Später bekam das Kind Buttermilch. Gewichtszunahme in 2 Monaten 200 g. Der Ikterus bestand unvermindert fort. Im Urin fand sich Indikan. Lipase war im Stuhl nachweisbar. Pankreon hatte keinen Einfluß auf das Gewicht. Tod an Bronchopneumonie.

In einem Stoffwechselversuch wurde der N-, bzw. O- und P_2O_5-Stoffwechsel untersucht. Die N-Ausnutzung war gut, ließ sich durch Kaseinzulage sogar steigern. P_2O_5- und CaO-Ausnutzung dagegen schlecht. Besonders auffallend war die dauernde beträchtliche Kalkunterbilanz, die sich aber von der rachitischen dadurch unterscheidet, daß im Gegensatz zu ihr der Urin nicht kalkfrei, sondern normalen Kalkgehalt aufwies. Die Fettausnutzung war entsprechend den Angaben anderer Autoren bei reichlichem Angebot in der Nahrung gut (Dr. Grosser).

Bei der Sektion fand sich eine Atresie des hepatischen Choledochusabschnittes und des Cysticus, biliäre Leberzirrhose, indurierende hyperplastische Milz. Bronchopneumonie.

Von der Duodenalpapille gleitet die Borste nur ca. 2 cm tief in einen feinen mit Schleimhaut ausgekleideten Kanal. Der Cysticus wird als ein feiner Strang von weißer Farbe sichtbar, der im Anfangsteil mit klarer Flüssigkeit gefüllt ist, ebenso wie die normal große Gallenblase. Es gelingt jedoch nicht, die Metallsonde durch den ganzen Cysticus hindurchzuführen. Der hepatische Anteil des Choledochus ist völlig atretisch, ebenso der Duct. hepaticus.

6. Luxatio genu congenita duplex.

Das Kind Lina L., 2 Monate (43 cm lang, 2 kg schwer), ist ein 7-Monats-Kind. 5. Kind, das 4. gesund, vorher Drillinge, die $^1/_4$ Jahr alt starben. Das schlecht entwickelte Kind in elendem Ernährungszustand bietet folgende Anomalie der unteren Extremitäten: beide Unterschenkel bilden mit den Oberschenkeln einen nach vorn offenen stumpfen Winkel. Beugung im hyperextendierten Kniegelenk nur in geringem Maße ausführbar. Beide Unterschenkel sind stark nach außen rotiert (X-Beine). Die Haut über den Knien bildet eine Falte. In der Kniekehle prominieren die Femurkondylen. Die Füße stehen im Sprunggelenk in Valgusstellung. Beweglichkeit der Beine und Zehen vorhanden. Kniescheibe nicht zu fühlen.

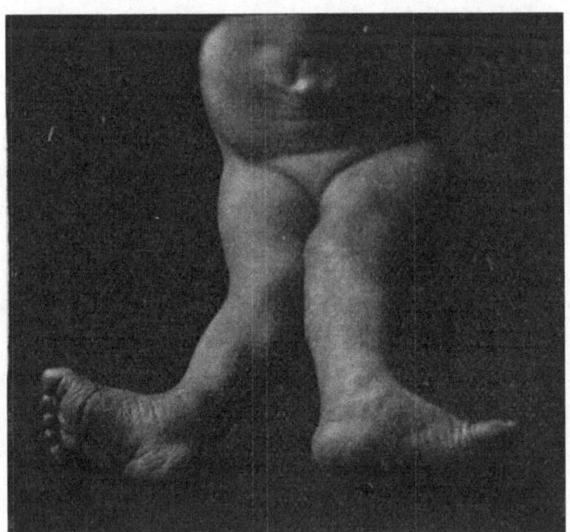

Abb. 11. Luxatio genu congenita duplex.

Es handelt sich demnach um ein angeborenes doppelseitiges Genu recurvatum (s. Abb. 11).

Auf dem Röntgenbild erscheint der epiphysäre Randschatten am Ober- und Unterschenkel beiderseits verstärkt, die anschließende Partie des Knochens in ziemlicher Ausdehnung aufgehellt (Osteochondritis?); daneben findet sich an den Tibien und dem Femur in der Mitte der Knochen das Knochenmark durch unregelmäßig vorspringende, verdickte Kortikalis eingeengt (Osteitis specific.?). Es fehlen außerdem die Knochenkerne in den Oberschenkelepiphysen.

Dieser Befund, zusammengehalten mit den beiderseits vergrößert tastbaren Kubitaldrüsen und der voraufgehenden Drillingsschwangerschaft macht eine luetische Erkrankung des Kindes sehr wahrscheinlich. Milz und Leber waren nicht vergrößert. Wa. wurde nicht gemacht. Pi. —.

XIV. Morphiumvergiftung.

Dem 7 wöchigen Kinde Marie R. wurde aus Versehen statt Hustenmedizin 1 Teelöffel 1 proz. Morphiumlösung gegeben. Eine Stunde später Einlieferung auf die Klinik.

Gut genährtes Kind, bewußtlos. Pupillen stecknadelkopfgroß, reaktionslos. Blasse Hautfarbe, Lippen und Schleimhäute zyanotisch. Kein Puls fühlbar. Langdauernde Atemstillstände.

Magenspülung, künstliche Atmung, Sauerstoff, abwechselnd kalte und warme Bäder. Subkutan $^1/_{50}$ mg Atropin. Analeptika.

Der Puls wird nach einiger Zeit gut fühlbar. Die Pupillen erweitern sich etwas. Die Atemstillstände halten an. Später treten Glottiskrämpfe auf, erkenntlich durch lauttönenden Stridor. Die Hände werden krampfhaft eingeschlagen.

Da sich die apnoischen Zustände häufen, wird versucht, einen Gummikatheter in die Trachea einzuführen. Dies gelingt nicht.

Daraufhin Tracheotomie und Einführung des Gummikatheters in die Trachea, der an die Sauerstoffbombe angeschlossen wird. (7 Stunden nach der Einlieferung.)

Die Atmung setzt von neuem ein. Über beiden Lungen diffuses klingendes Rasseln (Lungenödem). Nach einer Stunde steht die Atmung still, während der Puls noch einige Zeit zu fühlen ist. Exitus.

Eine frühzeitigere Tracheotomie und Sauerstoffinsufflation scheint demnach Erfolg zu versprechen.

———